AF373560

L'ÉTUDE

DES

MALADIES DU SYSTÈME NERVEUX

EN RUSSIE

RAPPORT

ADRESSÉ A M. LE MINISTRE DE L'INSTRUCTION PUBLIQUE.

PAR

F. RAYMOND

Professeur agrégé à la Faculté de Médecine de Paris,
Médecin de l'hôpital Saint-Antoine.

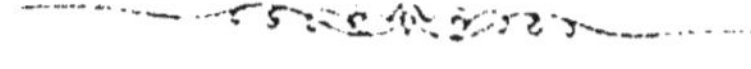

PARIS

O. DOIN, Éditeur,

8, PLACE DE L'ODÉON, 8

1889

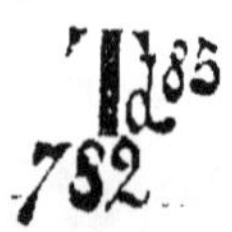

L'ÉTUDE

DES

MALADIES DU SYSTÈME NERVEUX

EN RUSSIE

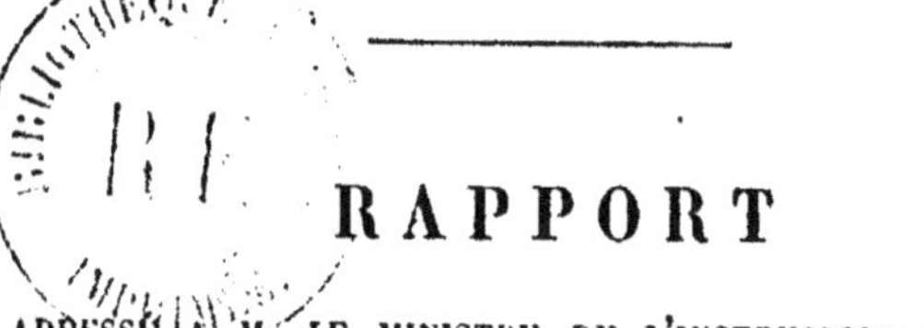

RAPPORT

ADRESSÉ A M. LE MINISTRE DE L'INSTRUCTION PUBLIQUE.

PAR

F. RAYMOND

Professeur agrégé à la Faculté de Médecine de Paris,
Médecin de l'hôpital Saint-Antoine.

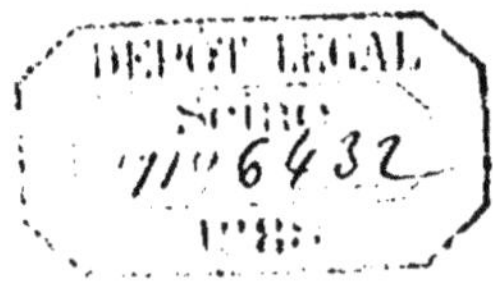

PARIS

O. DOIN, Éditeur,

8, PLACE DE L'ODÉON, 8

1889

INTRODUCTION

En publiant ce travail, dont le titre fait suffisamment connaître l'objet, j'ai obéi à un double sentiment.

Je tenais d'abord à mettre sous les yeux du public médical français, des preuves de l'activité intellectuelle qui règne dans les centres universitaires de la Russie, ce pays aux destinées duquel nous nous intéressons de plus en plus, et dont la valeur scientifique n'est pas appréciée au dehors comme elle le mérite. C'est du moins la conviction que je me suis faite, après avoir visité un certain nombre de laboratoires consacrés aux études biologiques, après avoir pris connaissance des nombreux et importants travaux dont les médecins russes ont enrichi l'anatomie, la physiologie et la pathologie du système nerveux dans le court espace des trois dernières années.

Mais je tenais aussi à témoigner publiquement de ma reconnaissance pour les marques de sympathie que j'ai recueillies auprès de toutes les personnalités avec lesquelles ma mission en Russie m'a mis en relation, sympathie qui s'adressait à mon pays et non à ma personne.

C'est pourquoi, en publiant ce travail, j'ai voulu, humblement, rendre un double hommage à une nation dont l'activité scientifique, en plein essor, m'a rempli d'admiration.

La Russie considérée au point de vue de l'enseignement médical, compte comme centres universitaires les villes suivantes : Saint-Pétersbourg, Moscou, Karkoff, Kiew, Kazan et Varsovie. Il y a quelques mois à peine, une nouvelle Université a été installée à Tomsk, en Sibérie; enfin, à Odessa, quoiqu'il n'existe pas de Faculté de médecine, un enseignement très suivi est consacré aux maladies du système nerveux.

Afin de mettre plus d'ordre et de clarté dans l'exposition des faits, je diviserai mon travail en deux parties :

La première comprendra, brièvement résumé, ce qui a trait au côté administratif.

La seconde renfermera ce qui m'a paru digne d'être mentionné dans le domaine scientifique.

L'ÉTUDE

DES MALADIES DU SYSTÈME NERVEUX

EN RUSSIE

PREMIÈRE PARTIE

ADMINISTRATION

J'envisagerai surtout dans cette étude ce qui est spécial aux maladies nerveuses, but officiel de ma mission, tout en tenant compte des rapports qui existent entre l'enseignement médical général et l'enseignement particulier de la neuropathologie.

Avant de décrire l'organisation actuelle des Universités, organisation qui date de l'année 1884, il me paraît nécessaire de résumer brièvement l'organisation ancienne (ancien régime).

En Russie, chaque Université complète comprend quatre Facultés : 1° *Faculté des lettres;* 2° *Faculté des sciences physico-mathématiques* (mathématiques pures; physique, chimie, histoire naturelle); 3° *Faculté de droit* et 4° *Faculté de médecine.*

Dans l'ancien régime, *l'année scolaire n'était pas divisée,* elle embrassait les douze mois consécutifs, et à la fin de chaque année, les étudiants devaient passer un examen sur les sujets qui avaient été enseignés pendant cette période scolaire. La durée des études était de quatre ans dans toutes les Facultés, excepté à la Faculté de médecine, où cette durée était de cinq ans.

Le *nouveau régime* a changé cet état de choses : *l'année scolaire est maintenant divisée en deux semestres*. Les examens de fin d'année sont supprimés, mais, pendant toute la durée de ses études, l'étudiant est soumis à la surveillance des professeurs et de leurs aides ; il est obligé d'assister à tous les cours de chaque semestre, aussi bien qu'aux travaux pratiques et aux leçons cliniques. A la fin de chaque semestre, l'étudiant est tenu, avant de se faire inscrire pour le semestre suivant, de fournir des certificats d'assiduité délivrés par les professeurs sous la direction desquels il a travaillé. Il ne peut interrompre ses études pendant une durée de plus de quatre semestres ; ceux qui ont laissé passer cet intervalle, sans faire acte de scolarité, c'est-à-dire sans prendre les inscriptions correspondantes, sont exclus de l'Université, sauf toutefois dans les cas de maladie, et ne peuvent plus être admis dans aucune Faculté de l'Empire.

L'enseignement complet à la Faculté de médecine embrassant dix semestres, l'élève en possession des dix inscriptions semestrielles est admis à subir les examens de doctorat. Il y a, par an, une seule session d'examens de doctorat, et elle ne dure que trois mois. C'est le Ministre de l'Instruction publique qui nomme le jury, et pour former cette commission, il est libre de choisir les médecins qu'il considère comme suffisamment compétents pour remplir cette tâche. Tous les médecins peuvent être appelés à faire partie des jurys d'examens.

Il existe en Russie deux diplômes de doctorat : 1° Le diplôme de médecin ou licencié en médecine, et 2° le diplôme de docteur en médecine, ou mieux de docteur ès sciences médicales.

Il y a donc deux degrés d'examens de doctorat. Tout médecin, pour avoir le droit d'exercer la profession médicale, doit obtenir le premier de ces diplômes, en subissant avec succès un examen complet sur les sciences médicales ; il n'a pas de thèse à présenter pour l'obtention de ce titre. Le second diplôme est purement scientifique ; les candidats doivent être en possession du diplôme de médecin, puis faire des études plus approfondies, passer un examen plus complet que le premier et surtout plus raisonné. Avant de subir ce second examen, il leur faut fréquenter un certain temps les cliniques et les laboratoires spéciaux; puis il font connaître à la Faculté quel est le sujet vers lequel ils ont plus spécialement dirigé leurs études. Après avis favorable, l'aspirant présente et soutient sa thèse de doctorat. Cette thèse est ordinairement un travail de grand mérite, qui suppose une connaissance très approfondie du sujet traité, et sa préparation matérielle exige un travail de dix-huit mois à deux ans. Ce diplôme, supérieur au premier, ne confère pas à celui qui le possède plus de droits que ceux qu'il avait auparavant par le fait de son diplôme de médecin ou licencié en médecine; mais le titre de docteur ès sciences médicales est exigé de ceux qui aspirent à une charge dans l'enseignement officiel de la médecine: professeurs, assistants, médecins des hôpitaux, chefs et aides de laboratoires, etc.

Sous l'ancien régime, les professeurs nommaient eux-mêmes les titulaires aux chaires vacantes, et le Ministre de l'Instruction publique approuvait ou infirmait ce choix, mais dans le cas de non acceptation du candidat présenté, il devait demander à la Faculté de faire un autre choix; il ne pouvait nommer un candidat autre que l'un de ceux présentés par les professeurs.

D'après le nouveau régime, la Faculté fait une liste de présentation des candidats, liste qui est soumise au Ministre, et celui-ci peut, à son gré, fixer son choix sur l'un des noms désignés, ou choisir le titulaire en dehors de la liste présentée; mais pour être nommé à une chaire, il faut être en possession du diplôme scientifique de docteur ès sciences médicales.

A l'Université de Varsovie, le nouveau régime ne sera appliqué qu'à partir de l'année scolaire 1888-1889.

Après ces considérations générales, je rappelle que mon but est surtout d'étudier l'enseignement de la Neurologie, et je me limiterai à ce sujet dans ce qui va suivre.

Contrairement à ce qui se passe en France, et particulièrement à Paris, où il existe une chaire de clinique des maladies nerveuses et une chaire de clinique des maladies ment[ales] Russie, l'enseignement des maladies nerveuses et des maladies mentales est concentré entre les mains d'un seul professeur chargé de la chaire spéciale de psychiatrie.

Une des plus anciennes chaires de psychiatrie est celle de Saint-Pétersbourg ; elle a été fondée en 1867. Le premier titulaire de cette chaire fut Balinsky, le père de la psychiatrie russe. Mais pendant le professorat de Balinsky, l'enseignement des maladies nerveuses fut négligé, ou, du moins, il fut purement théorique, ce professeur s'occupant exclusivement des maladies mentales. M. Mierjiewsky, nommé titulaire de cette chaire en 1877, enseigne à la fois les maladies nerveuses et les maladies mentales ; l'enseignement pratique de la neurologie date de cette époque.

L'enseignement des maladies nerveuses est une chose si nouvelle en Russie, que dans une Université aussi importante que celle de *Kiew*, la chaire consacrée à cet enseignement n'existe que depuis deux ans. A *Varsovie*, cet enseignement ne commencera que l'année prochaine (1888-1889). A *Karkoff*, la clinique des maladies mentales et nerveuses se trouve dans une maison de santé appartenant au docteur Platonoff ; il n'existe pas encore de service de clinique à l'Université. La nouvelle clinique des maladies mentales et nerveuses à *Moscou* vient d'être installée. C'est Mme Morosoff qui a offert à l'Université le terrain, qui a fait les frais des constructions et de l'ameublement (400,000 francs). La clinique porte le nom de clinique Morosoff.

Les bâtiments ont été construits sous la direction de M. Kojewnikoff, professeur de clinique des maladies mentales et nerveuses à Moscou. Ces constructions ne laissent rien à désirer, tant au point de vue de l'hygiène qu'au point de vue scientifique. Plusieurs grandes salles sont destinées aux laboratoires, aux cabinets de travail : chimie, microscopie, photographie, autopsies, amphithéâtre des cours ; logements pour les domestiques, logements vastes, éclairés et même confortables. Le bâtiment est entouré d'un grand parc. La clinique contient cinquante lits, ce qui est suffisant pour l'enseignement des maladies nerveuses.

Une autre clinique, encore en construction, se trouve à Saint-Pétersbourg (quartier de Viborg) ; c'est le Ministère de la Guerre qui en fait les frais, parce que la Faculté de médecine de Saint-Pétersbourg, qui porte le nom d'Académie militaire de médecine, est placée sous la direction de ce Ministère et forme les médecins militaires.

On projette de construire à Varsovie un hôpital-clinique pour l'enseignement des maladies nerveuses. On vient de terminer à Kazan la construction de l'hôpital des maladies mentales et nerveuses; cet hôpital contient trois cents lits.

L'organisation des cliniques, dans les Facultés russes, diffère complètement de l'organisation des cliniques de la Faculté de médecine de Paris.

Les hôpitaux-cliniques sont exclusivement destinés aux études et à l'instruction médicales. Les malades y sont recrutés spécialement dans ce but, et leur séjour s'y prolonge autant que durent les études et les recherches que réclame la connaissance de leur maladie; puis, lorsqu'ils ne sont plus d'aucune utilité pour les leçons, les démonstrations et les recherches de la clinique, ils sont évacués dans les autres hôpitaux de la ville, pour leur traitement ultérieur. Les vacances sont générales dans les cliniques de la Faculté; elles commencent le 20 mai, et à cette date les cliniques sont fermées, les malades sont dirigés sur les hôpitaux de la ville, et les professeurs et leurs aides sont libres jusqu'au 20 août, date de l'ouverture des cliniques. Cette évacuation des cliniques et ces vacances ont été établies dans un but économique ; mais cet état de choses n'est accepté qu'à regret par les membres du corps enseignant. En effet, dans le cours de ma mission, j'ai voulu connaître l'opinion des professeurs à ce sujet, et tous m'ont répondu que cette organisation était très préjudiciable à leurs études et à leur enseignement, et qu'ils faisaient des démarches dans le but d'obtenir la non-fermeture des cliniques pendant l'été. Pour les cliniques autres que celles des maladies du système nerveux, cette fermeture annuelle peut ne pas offrir les mêmes inconvénients; mais quand il s'agit de maladies nerveuses, c'est-à-dire de maladies à évolution lente, l'étude de celles-ci ne peut être faite complètement qu'au prix d'une observation continuée pendant plusieurs années, comme on le fait à Paris. Déjà d'ailleurs un progrès à cet égard a été réalisé à Moscou, où la clinique des maladies mentales et nerveuses est restée ouverte pendant les vacances, et cela dès la première année de sa fondation. M. le professeur Mierjiewsky, à Saint-Pétersbourg, nous a affirmé que cet exemple serait suivi peu à peu, et que la nouvelle clinique du quartier de Viborg ne sera pas fermée pendant les vacances. Il faut remarquer pourtant que malgré la fermeture des cliniques, on travaille beaucoup dans les laboratoires de ces établissements, même pendant les vacances, ainsi que j'ai pu m'en assurer.

La clinique la plus importante, en Russie, en matière d'enseignement des maladies mentales et nerveuses, et en même temps la plus ancienne, est celle de Saint-Pétersbourg ; je la prendrai comme exemple.

M. le professeur Mierjiewsky fait, par semaine, trois leçons sur les maladies mentales et nerveuses, avec présentation de malades et de préparations anatomiques, avec expériences physiologiques, s'il y a lieu ; la durée officielle de chaque leçon est de deux heures.

Comme complément à l'enseignement donné à l'intérieur de la clinique ont lieu, deux fois par semaine, des consultations externes, d'une durée de deux heures chacune ; ces consultations sont faites en présence des élèves de quatrième et de cinquième année.

Trois *docents* sont attachés à la clinique des maladies mentales et nerveuses, ils sont les aides du professeur, complètent son enseignement et font chacun une leçon de deux heures, par semaine : Ce sont actuellement les docteurs Erlisky, Danillo et Rosenbach. Il y a donc chaque semaine seize heures consacrées à l'enseignement des maladies mentales et nerveuses. A cette liste des membres du corps enseignant, il faut ajouter quatre jeunes docteurs, qui, ayant le grade de *privat-docents*, font des cours sur un sujet de neuropathologie, qu'ils choisissent eux-mêmes.

Tout ce qui est relatif à l'enseignement clinique : salles des malades, amphithéâtres des cours, laboratoires, salles d'autopsies, etc. se trouve dans le même bâtiment, ce qui épargne à l'étudiant des pertes de temps considérables.

Les professeurs de clinique des maladies mentales et nerveuses dans les Facultés de médecine de Russie sont : MM. Mierjiewsky, à Saint-Pétersbourg, Kojewnikoff, à Moscou, Popoff, à Varsovie, Kowalewsky, à Karkoff, Sikorsky, à Kiew, et

Bechterew, à Kazan. Bien qu'il n'y ait pas de Faculté de médecine à l'Université d'Odessa, on a pourtant organisé dans cette
ville, sous la direction de M. le docteur Moczoutkowsky, privat-
docent, c'est-à-dire professeur agrégé de la Faculté de Saint-
Pétersbourg, un service de maladies nerveuses très bien
compris, auquel est annexé un laboratoire supérieurement ins-
tallé, où les jeunes médecins de la ville peuvent venir faire des
recherches et des études.

L'Université nouvelle de Tomsk, en Sibérie, n'a pas encore
de chaire pour les maladies nerveuses.

Ce qui est surtout remarquable dans l'organisation de l'enseignement des maladies nerveuses, en Russie, ce sont les
laboratoires annexés aux services des cliniques. Chaque
clinique des maladies mentales et nerveuses possède un vaste
laboratoire, largement pourvu d'instruments et de tout ce
qui est non seulement nécessaire, mais même seulement utile
pour les études et les recherches qui peuvent être faites dans
le champ d'investigations qu'offrent les malades de la clinique.
Ces laboratoires sont composés d'un certain nombre de salles,
ordinairement spacieuses, bien éclairées et bien aérées, destinées l'une aux recherches microscopiques, une autre aux
recherches chimiques, d'autres encore à la photographie, à
l'électrothérapie et à l'électro-diagnostic. Pour donner une idée
nette de l'installation de ces laboratoires, je joins à mon rapport
le plan du laboratoire de la clinique du professeur Kojewnikoff.

Quoique l'enseignement de la neuropathologie n'ait pas
encore acquis une grande extension en Russie, on peut dire
sans exagération que les médecins qui se sont occupés de cette
science ont déjà fourni un nombre considérable de travaux
importants sur l'anatomie, la physiologie et la pathologie
du système nerveux. Les plus connus de ces travaux appartiennent au professeur Bechterew, de Kazan.

En Russie, toutes les Facultés d'une même Université, ainsi
que toutes les cliniques se trouvent réunies dans le même
édifice. La nouvelle clinique du quartier de Viborg, à Saint-
Pétersbourg, fait seule exception. Cette centralisation de
toutes les Facultés d'une même Université offre de grands
avantages pour les élèves, et un champ d'études plus vaste, à

condition toutefois que le nombre des étudiants d'une Université ne soit pas trop considérable. Les élèves de la Faculté des sciences, sections d'histoire naturelle, de physique et de chimie, peuvent assister aux cours de première année de la Faculté de médecine et réciproquement, sans être obligés, comme chez nous, de perdre du temps pour aller d'une Faculté à une autre souvent assez éloignée. Les laboratoires, les collections et les musées scientifiques sont, pour la plupart, communs aux deux Facultés de médecine et de sciences. Mais les laboratoires des cliniques sont exclusivement réservés aux services de ces cliniques, à l'enseignement, et aux travaux des étudiants en médecine.

Avant de terminer ces considérations générales relatives à l'organisation de l'enseignement de la neuropathologie, je veux citer quelques publications importantes qui résument les travaux personnels de ceux qui produisent dans cette branche des sciences médicales. Cette énumération montrera l'importance qu'a prise, en Russie, l'étude de la Neurologie.

Voici l'indication des principales publications ou journaux périodiques parus dans les trois dernières années en langue russe, publications qui, elles aussi, sont un mode d'enseignement, et des plus précieux :

1° Le *Messager de la Psychiatrie clinique et légale* et *de la Neuropathologie*, sous la direction du professeur Mierjiewsky. Ce journal paraît deux ou trois fois par an ; chaque numéro forme un volume de 400 à 500 pages, contenant des travaux originaux et l'analyse assez détaillée des travaux, parus dans toutes les langues, sur la Psychiatrie et la Neurologie.

2° Les *Archives de Psychiatrie*, de *Neurologie et de Psychopathologie légale*, sous la direction du professeur Kowalewsky, de Karkoff. Ce journal paraît six fois par an, par livraisons de 150 pages ; il publie aussi des travaux originaux et fournit des indications bibliographiques très complètes.

Il n'existe pas, en Russie, d'autres publications périodiques destinées exclusivement à la neuropathologie, mais il y a d'autres journaux qui donnent une large place aux travaux concernant les maladies mentales et nerveuses. Les principaux sont :

1° Le *Médecin*, journal hebdomadaire, chaque numéro étant

de 24 pages; ce journal publie les travaux faits au laboratoire de M. Mierjiewsky à Saint-Pétersbourg.

2° *Les Nouvelles universitaires de Saint-Pétersbourg, de Varsovie, de Moscou, de Kiew, de Karkoff, de Kazan*, journaux officiels des différentes Universités et dans lesquels sont publiés les travaux faits dans l'Université qui dirige chacun de ces journaux.

3° Il y a peu de temps a paru à Karkoff un nouveau journal : *Le Recueil physiologique*, du professeur Danilewsky, journal ne publiant que des travaux originaux dont la plupart sont relatifs à la Neurologie.

Parmi les travaux les plus remarquables parus en langue russe, dans ces dernières années, on peut citer :

La *Relation entre l'excitation et l'excitabilité des nerfs*, par WEDENSKY, livre de 350 pages avec de nombreuses gravures, édité en 1886.

De la paralysie alcoolique, par KORSAKOFF, ouvrage le plus complet sur ce sujet, de 450 pages, édité en 1887.

Des lésions des méninges et du cerveau dans la fièvre typhoïde, par le professeur POPOFF, 1887.

Sur la pathologie de la lèpre (Lésions des cellules et des terminaisons nerveuses), par Soudakewitch, 1887.

La *Physiologie de la région psycho-motrice de l'écorce cérébrale*, par le professeur BECHTEREW, 1886.

Traité de Psychiatrie, par le professeur KOWALEWSKY, ouvrage en deux volumes, paru en 1887.

Des *formes hystériques de l'hypnotisme*, par MOCZOUTKOWSKY (Odessa 1887).

Traité d'anatomie du système nerveux de l'homme, par ZERNOFF, 1885.

Rapport sur l'état des asiles d'aliénés de l'Empire russe, par ARCHANGELSKY, ouvrage de grande valeur, très détaillé, très complet, dont la préparation a demandé plus de deux ans et qui a paru en 1887.

Parmi les travaux importants publiés depuis deux ans, dans les journaux périodiques, nous citerons les suivants, qui sont des plus remarquables pour ce qui a trait au système nerveux.

Des *Organes du sixième sens chez les amphibies*, par MITROFANOFF, 1887.

Des *Lésions du système nerveux central après l'ablation du corps thyroïde*, par Rogowitch, 1888.

Les *Travaux sur l'anatomie du système nerveux central*, publiés par Bechterew dans les différents journaux. Nous aurons soin de les analyser dans la partie scientifique de ce rapport.

Sur la *Striation du cylindre-axe et des cellules nerveuses*, par Jakimowitch, 1887.

Des *Altérations anatomiques du système nerveux central dans la démence sénile*, par Belakoff, travail publié en 1887 dans le *Messager* de Mierjiewsky.

Des *Changements anatomo-pathologiques du système nerveux central des animaux sous l'influence de l'électricité statique*, par Rogedestwensky; paru en 1888 dans le *Messager* de Mierjiewsky.

Les *Matériaux servant à l'étude de l'anatomie pathologique des maladies mentales*, par Sokoloff; publié en 1888 dans les *Archives* de Kowalewsky.

L'énumération de tous ces travaux peut déjà donner une idée de la place importante qu'a prise, en Russie, l'étude de la Neuropathologie. Je vais, maintenant, analyser ces travaux avec quelques détails, pour en faire comprendre toute la valeur.

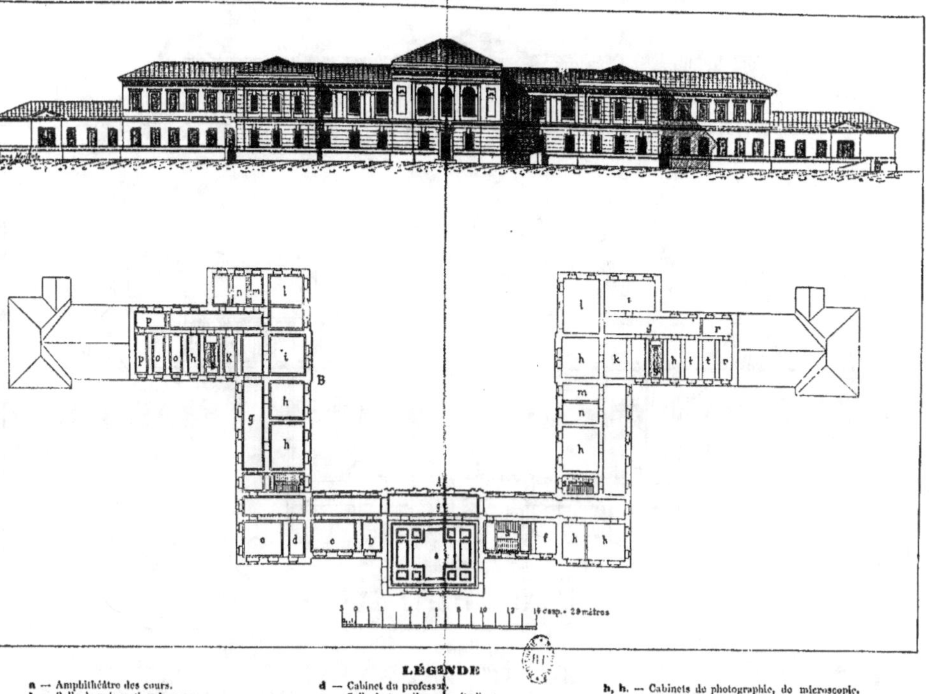

LÉGENDE

a — Amphithéâtre des cours.
b — Salle de préparation du cours.
c — Chambre de travail pour les médecins.

d — Cabinet du professeur.
e — Salle de travail pour les étudiants.
f — Bibliothèque.

h, h. — Cabinets de photographie, de microscopie.
Les autres salles sont occupées par le service et quelques-unes par les malades tranquilles.

(Ce Plan représente le deuxième étage.)

PLAN DE LA CLINIQUE MOROSOFF A MOSCOU

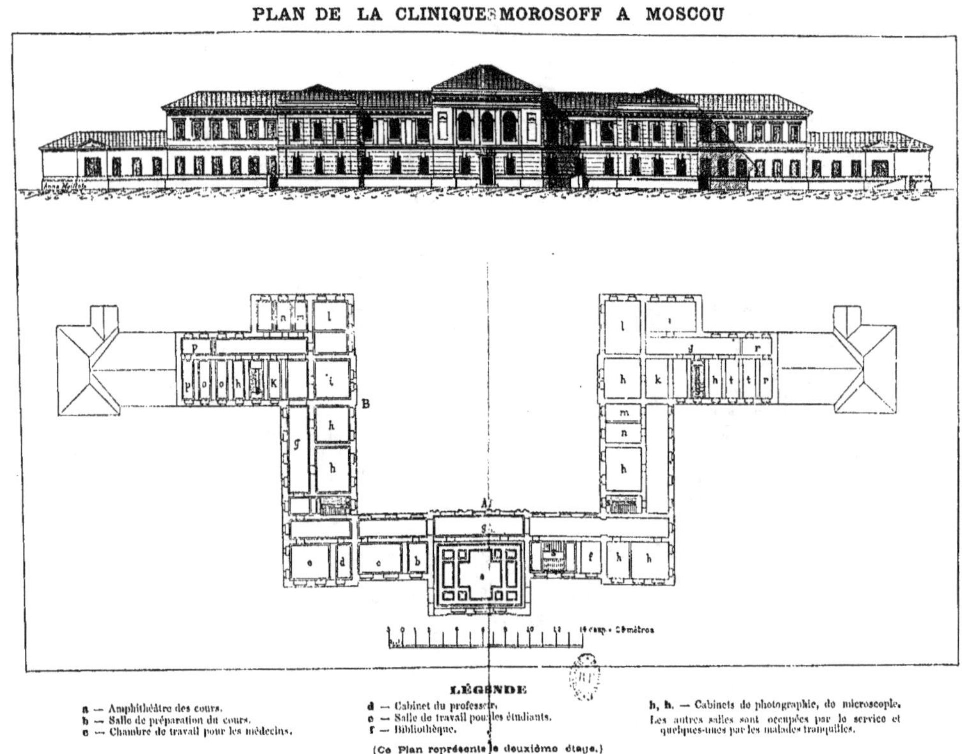

LÉGENDE

a — Amphithéâtre des cours.
b — Salle de préparation du cours.
c — Chambre de travail pour les médecins.
d — Cabinet du professeur.
e — Salle de travail pour les étudiants.
f — Bibliothèque.
h, h. — Cabinets de photographie, de microscope.
Les autres salles sont occupées par le service et quelques-unes par les malades tranquilles.

(Ce Plan représente le deuxième étage.)

DEUXIÈME PARTIE

ÉTUDES SCIENTIFIQUES

J'exposerai, dans cette deuxième partie, le résumé des principaux travaux parus en Russie sur la Neurologie. Je le ferai aussi succinctement que possible, afin de ne pas donner de trop grandes proportions à ce rapport, et en cherchant surtout à mettre en évidence les travaux intéressants publiés en langue russe pendant ces trois dernières années, travaux inconnus en France, pour la plupart. Il est bien entendu que je laisse à chaque auteur, la responsabilité de ses opinions.

Je ne me bornerai pas à faire connaître les publications importantes; j'y joindrai les observations que j'ai recueillies soit dans les hôpitaux, soit dans les laboratoires.

Afin d'éviter les répétitions, et pour être plus clair, au lieu d'adopter l'ordre chronologique, je classerai dans un même chapitre, tous les faits concernant une même partie du système nerveux, suivant ainsi, autant que possible, l'ordre anatomique: Encéphale avec ses subdivisions, moelle épinière, nerfs périphériques. Puis dans deux chapitres à part je rassemblerai ; 1° les maladies du système nerveux d'origine toxique; 2° les faits se rapportant à cette grande classe de maladies que, faute d'en avoir pénétré le processus intime, on appelle les névroses. Enfin je terminerai par la bibliographie générale des ouvrages concernant le système nerveux, publiés en Russie dans ces dernières années.

ENCÉPHALE

ANOMALIES MORPHOLOGIQUES DU CERVEAU

Les plus grands progrès réalisés dans ces vingt dernières années, au point de vue de la connaissance de la structure anatomique et des fonctions des organes, ont été certainement ceux que nous devons aux études d'embryologie comparée, aux études philogéniques, pour employer un terme peu usité, mais qui traduit bien la pensée.

Le développement morphologique est connu depuis de longues années; c'est lui qui a fourni une base solide aux ludes relatives au développement des éléments différents des divers organes.

Les anomalies morphologiques de l'écorce cérébrale sont assez communes; il n'en est pas de même des anomalies des circonvolutions et des scissures que l'on peut appeler fondamentales parce qu'elles sont constantes dans toute la série des mammifères. Or, j'ai relevé dans les travaux russes deux exemples d'anomalie de la scissure de Rolando :

omalies do scissure de lando.

Ces deux cas, relatés par le Dr Biachkoff, se rapportaient, le premier, à un adolescent instruit et très intelligent, qui, à 18 ans, avait commencé à présenter les symptômes de la démence secondaire apathique, et qui mourut à 23 ans. Le second cas concernait une femme de 79 ans, qui, n'ayant présenté aucun trouble intellectuel jusqu'à l'âge de 50 ans, offrait, depuis cette époque, les signes de la démence sénile. Dans ces deux cas, la scissure de Rolando, vers son tiers supérieur, était divisée en deux parties par un pont de substance blanche, reliant les deux circonvolutions frontale ascendante et pariétale ascendante. La scissure, au delà de ce pont, envoyait en avant et en arrière une branche, puis elle se prolongeait jusqu'à la grande fente inter-hémisphérique, empiétant sur la face interne des hémisphères.

RAPPORTS ENTRE LA STRUCTURE D'UN SYSTÈME ANATOMIQUE ET SES FONCTIONS

Une des lois les plus positives de la biologie est celle qui montre un rapport évident entre la morphologie d'un organe et ses fonctions. Mais on connaît moins le rapport existant entre la structure histologique de cet organe et la fonction de celui-ci. Cette question a reçu un commencement de solution à la suite de quelques travaux, dont un des plus intéressants est le suivant :

Le Dr Kompaneyskaïa a étudié comparativement chez l'homme et chez différents animaux : singe, chien, etc. les circonvolutions homologues, c'est-à-dire les circonvolutions destinées aux mêmes fonctions physiologiques. Il est arrivé à ce résultat, que, les circonvolutions homologues, chez ces divers animaux, ont la même structure, et que pour chacune d'elles, cette structure est caractéristique. Il a fait aussi remarquer que les couches de ces circonvolutions, dans un plan parallèle à leur surface, sont nettement délimitées et qu'il n'y a entre elles aucun lien de transition.

Étude comparée des circonvolutions cérébrales homologues.

RAPPORT DU DÉVELOPPEMENT D'UN SYSTÈME ET DE SES FONCTIONS

La structure histologique d'un organe varie suivant la période de son développement; par suite, on comprend que les fonctions de l'organe doivent également varier suivant l'époque du développement que l'on considère. Le professeur Bechterew a fait, à ce sujet, des recherches qui établissent très bien le rapport existant entre le développement et la fonction physiologique.

Soltmann ayant affirmé que le développement des centres psycho-moteurs se fait sous l'influence des excitations amenées du dehors par les organes des sens, Bechterew a repris cette question. Contrairement à l'opinion de Soltmann, il a découvert qu'il n'existe aucun rapport entre le moment de

Excitabilité centres psycho-moteurs

l'ouverture des paupières et le développement des centres psycho-moteurs. Mais, comme lui, il reconnaît que les centres moteurs se développent suivant un certain ordre; les centres moteurs des extrémités se développent avant les centres moteurs de la face, et ceux-ci avant les centres moteurs des muscles du dos. La disposition des centres moteurs autour du *Gyrus Sigmoïdeus* est la même chez les chiens nouveau-nés et chez les chiens adultes. La seule différence qui existe à ce point de vue entre l'animal adulte et le nouveau-né est que, chez le premier, les centres sont bien circonscrits, et qu'à l'excitation de chacun d'eux répond la contraction de tel ou tel groupe de muscles d'un membre déterminé, tandis que, chez le second, il n'y a que trois points excitables, et à l'excitation de chacun d'eux répond la contraction en masse de tous les muscles d'un membre, mais non celle d'un groupe musculaire déterminé. Autour de ces centres primitifs, qui conservent leur localisation générale, apparaissent peu à peu, avec la vie de l'animal, les centres destinés aux mouvements de différents groupes musculaires du membre innervé par ce centre primitif.

Sous l'influence de l'excitation électrique, l'écorce cérébrale, chez les chiens nouveau-nés, perd rapidement son excitabilité. Chez eux, l'excitation de la couche corticale n'amène pas de contractions cloniques des extrémités, et il ne se produit de phénomènes d'épilepsie, même sous l'influence d'une excitation corticale très intense, ni à l'époque qui précède le développement des centres moteurs, ni à l'âge d'un mois et plus, alors que le développement de ces centres est terminé.

L'excitabilité de l'écorce apparaît en même temps que l'excitabilité de la substance blanche sous-jacente, et l'examen microscopique a démontré à M. Bechterew que c'est à cette époque que les tubes nerveux se recouvrent de myéline, quoique le développement des cellules géantes ne soit pas encore terminé.

RAPPORTS DE LA CONSTITUTION CHIMIQUE ET DES FONCTIONS

La structure histologique de l'organe n'influe pas seule sur ses fonctions; il est encore un autre élément qu'il faut considérer, ainsi que l'ont démontré les récentes découvertes de la micro-chimie. Cet élément, c'est la composition chimique des cellules et des tissus. Chaque découverte faite dans cette voie, absolument nouvelle, doit être prise en sérieuse considération. Une des plus récentes est celle d'une substance qu'avaient trouvée dans la moelle MM. Adamkiewicz et Babès, et qu'ils avaient nommée *Substance chromoleptique*. Ils l'avaient décrite, mais sans affirmer si c'était là un corps inconnu ou nouvellement découvert. M. Diomidoff a étudié cette substance, en colorant des préparations du système nerveux central par la safranine. Il a démontré que dans la substance blanche nerveuse existe un corps chimique, auparavant ignoré, qui se colore par la safranine et qui correspond à la description de la substance chromoleptique d'Adamkiewicz et Babès. Ces auteurs prétendaient que ce corps ne se trouvait que dans certains systèmes qu'il savaient dénommés *zones chromoleptiques;* mais Diomidoff a prouvé qu'il est disséminé dans les centres nerveux, sans aucune localisation, et qu'il n'a aucun rapport avec les fonctions des divers systèmes. Cette substance existe à l'état normal, contrairement à d'autres qu'on trouve dans certains états pathologiques, et qui se colorent aussi par le safranine et les autres colorants ordinaires, mais qui sont des produits morbides. Il est donc nécessaire dans la description des substances que l'on trouve disséminées dans les tissus nerveux, d'en déterminer chimiquement la nature.

RAPPORTS DE LA CONSTITUTION CHIMIQUE ET DE
LA CONSTITUTION ANATOMIQUE

La différenciation des éléments constitutifs des tissus n'est pas un phénomène purement morphologique; les modifications reposent aussi sur des changements dans la constitution chimique des éléments eux-mêmes. En effet, les dernières recherches sur les différentes phases de la karyokynèse montrent, qu'à chaque mode de division de la cellule correspondent des réactions chimiques bien déterminées et distinctes. Les préparations que j'ai pu étudier à l'Université de Varsovie, avec M. le professeur Loukianoff, ne m'ont laissé aucun doute à cet égard. C'est à la fois par l'étude des réactions chimiques et par celle de l'histologie que les derniers travaux des biologistes

Vacuolisation des cellules, sa valeur pathologique.

ont apporté un nouvel élément à la valeur pathologique de la vacuolisation des cellules et à leur mode de formation.

Les vacuoles se forment, d'après un certain nombre d'auteurs, dans les cellules animales et dans les cellules végétales, dans des conditions physiologiques et dans des conditions pathologiques.

A l'état physiologique, elles sont produites pour servir de réservoir aux aliments non utilisés ou aux sécrétions inutiles à la cellule.

A l'état pathologique, elles consistent dans des pertes de substance produites soit par des agents extérieurs entrant dans le corps de la cellule, soit par des agents intérieurs faisant partie de la cellule elle-même ; ce sont les parties nobles de la cellule, qui ne sont autres que le protoplasma, et qui se nourrissent ou remplissent leurs fonctions aux dépens des autres éléments de la cellule.

M. Anfimoff a examiné des préparations d'un grand nombre de moelles de lapins et de chiens bien portants ; il y a très rarement trouvé des cellules vacuolisées, et contrairement à l'opinion des biologistes qui prétendent que, dans le règne animal, les vacuoles des cellules nerveuses peuvent se former physiologiquement, cet auteur soutient que la vacuolisation est trop rare pour être un fait d'ordre physiologique. Si les animaux, dans la moelle desquels il avait trouvé quelque cellule vacuolisée n'avaient, pendant la vie, présenté aucun symptôme pathologique, c'est que l'altération était trop minime pour amener des troubles nerveux apparents. Aussi, pour M. Anfimoff, la vacuolisation des cellules est-elle de nature pathologique.

SYSTÉMATISATION DES ALTÉRATIONS PATHOLOGIQUES DANS LA DÉMENCE SÉNILE

Il existe un grand nombre de lésions pathologiques qui peuvent être considérées comme des modes de différenciation des éléments anatomiques ; les maladies systématiques en sont la preuve. Or, l'examen attentif des recherches de Béliakoff suggère cette idée, que la démence sénile est une maladie systématique, à cause de la différenciation des éléments atteints par le processus morbide.

M. Béliakoff a fait des études très complètes et très approfondies sur les altérations anatomo-pathologiques du système nerveux central dans la démence sénile. Il ressort de ses recherches les découvertes suivantes, appuyées sur les résultats de nombreux examens microscopiques.

Dans la démence sénile, les parois des vaisseaux du système nerveux central ont subi la dégénérescence graisseuse; les deux carotides et l'hexagone de Willis sont sclérosés, et cette sclérose se continue jusqu'aux dernières divisions de l'arbre artériel. Les circonvolutions sont minces, les scissures plus larges et moins profondes qu'à l'état normal. La quantité de liquide sous-arachnoïdien est augmentée; les ventricules sont élargis et remplis de liquide séreux. L'aqueduc de Sylvius est aussi élargi; les méninges épaissies, opaques, ont des adhérences nombreuses. Ces caractères constituent le tableau du processus inflammatoire chronique, soit idiopathique, soit secondaire (point difficile à éclaircir).

Le poids de l'encéphale est diminué. Cet examen macroscopique indique déjà un processus atrophique généralisé, ce qui est confirmé par l'examen microscopique. En effet, au microscope, les espaces lymphatiques, élargis, contiennent des granulations graisseuses et pigmentaires.

M. Beliakoff, en examinant de nombreuses préparations de différents cerveaux, n'a jamais trouvé de ruptures des parois des vaisseaux, de vraies extravasations dans les espaces lymphatiques. Il a rencontré fréquemment des anévrysmes miliaires ainsi que la dégénérescence de l'endothélium des vaisseaux. De place en place, principalement dans la substance grise qui est infiltrée d'un exsudat plastique de nature albuminoïde, on découvre des îlots de tissu qui se colorent par le carmin plus facilement que les tissus environnants; dans ces îlots, la névroglie est ramollie. Dans les circonvolutions, les couches corticales sont moins nettement délimitées qu'à l'état normal; les cellules y sont rares et manquent parfois complètement. Le protoplasma de ces cellules est rempli de granulations jaunes et brunes, et ce pigment n'est attaqué ni par les acides ni par les alcalis, il n'est soluble ni dans l'éther ni dans l'alcool; le protoplasma se colore difficilement par le carmin. Le corps des cellules présente des pertes de substance à son

2

pourtour (usures), et souvent une partie de la cellule se colore autrement que le reste de cette cellule.

En même temps que l'on constate des usures, on voit que la forme des cellules pyramidales se modifie; elles s'arrondissent, perdent leurs angles, et à une période plus avancée, il ne reste du corps cellulaire qu'un débris protoplasmatique. Ce n'est qu'en dernier lieu que le noyau change de forme; on peut voir parfois le protoplasma d'une cellule presque complètement désagrégé, alors que son noyau est intact. Bien souvent les préparations se présentent, sous le champ du microscope avec un aspect réticulé; les mailles sont vides ou occupées par une petite masse ratatinée, granuleuse, qui rappelle de loin la forme de la cellule pyramidale; cela indique la résorption complète de la cellule nerveuse.

Les fibres nerveuses subissent une dégénérescence analogue à celle des cellules; elles se désagrègent en granulations graisseuses et diminuent de nombre, ce qui est parfaitement démontré par la méthode de Weigert. Les cellules pyramidales des circonvolutions frontales et des circonvolutions de la région psycho-motrice présentent un degré de dégénérescence plus avancé que dans les lobes occipitaux. On trouve, dans la substance grise, et surtout dans la substance blanche de ces circonvolutions, un grand nombre de cellules en forme d'araignée. Sur quelques préparations, Béliakoff a vu de petits amas qui se coloraient très fortement par le carmin, et dont l'analyse chimique a démontré la nature amyloïde.

La circonvolution de la corne d'Ammon, qui n'est que le prolongement de la couche corticale de la circonvolution unciforme (circonvolution en crochet, extrémité antérieure de la circonvolution de l'hippocampe), présente des lésions dégénératives à un degré plus avancé que les lobes antérieurs.

A l'examen des corps striés et des couches optiques, M. Béliakoff a trouvé le même tableau du processus atrophique, avec les caractères de la dégénérescence graisseuse et pigmentaire; il en était de même pour l'avant-mur.

Quant à l'écorce du cervelet, la couche moyenne seule offre des lésions atrophiques, et ces lésions ne touchent qu'un seul élément, les cellules de Purkinje. Dans les autres couches du cervelet, Béliakoff n'a pas pu trouver de lésions pathologiques, quoique les lésions artérielles fussent aussi avancées que dans les lobes frontaux. Le même processus dégénératif existe dans les tubercules quadrijumeaux et à la protubérance. Les noyaux moteurs et sensitifs du bulbe se montrent sous forme d'îlots noirs indiquant la présence d'une pigmentation granuleuse. En général, les lésions atrophiques des éléments de la moelle épinière sont moins avancées que celles des autres parties du système nerveux central.

La dégénérescence granulo-graisseuse n'a pas épargné les ganglions inter-vertébraux. L'intensité du processus dégénératif de la substance nerveuse est en raison directe des lésions vasculaires ; elle n'est pas la même dans tous les centres nerveux ; c'est dans les lobes frontaux et les régions psycho-motrices qu'on trouve les lésions les plus prononcées, tandis qu'elles le sont moins dans l'écorce du cervelet.

D'après Béliakoff, si l'on considère ce fait, que les lésions vasculaires présentent le même degré d'altération dans l'écorce des lobes frontaux et dans l'écorce du cervelet, on est porté à conclure que les éléments ganglionnaires des différents centres nerveux ne réagissent pas de la même façon à l'insuffisance de la nutrition ; peut-être cette différence tient-elle à la différence des fonctions ; ainsi, les cellules de Purkinje ont peut-être moins besoin des matériaux de reconstitution, pour accomplir leurs fonctions, que les cellules des lobes frontaux et des régions psycho-motrices.

SYSTÉMATISATION DES ÉLÉMENTS ANATOMIQUES

Le développement des éléments anatomiques des tissus s'opérant suivant un ordre systématique, il en est de même des modifications qui surviennent dans ces éléments, et cet ordre systématique apparaît surtout dans le développement soit normal, soit pathologique, des éléments nerveux. Aussi l'idée de la systématisation, appliquée au mode de développement anatomique, et aussi au processus des différentes maladies, est-elle une conception qui s'impose aujourd'hui en pathologie nerveuse. Les travaux suivants de M. Bechterew montrent combien est juste l'idée de la systématisation anatomique.

Le professeur Bechterew a fait des recherches sur les terminaisons centrales du nerf vague et sur la constitution du faisceau solitaire du bulbe. Il s'est servi, pour ses recherches, d'embryons humains de 28 centimètres de longueur, époque de la vie fœtale très favorable à l'étude du trajet suivi par les fibres des nerfs bulbaires. En effet, à cette période, toute la région comprise entre le plancher du quatrième ventricule et la face postérieure des pyramides (excepté toutefois le corps trapézoïde) ne possède aucune fibre à myéline, tandis que les fibres radiculaires et celles des troncs nerveux sont déjà munies d'une couche épaisse de myéline; aussi n'est-il pas difficile de comprendre que les préparations, faites d'après la méthode de Weigert, montrent nettement le trajet exact des fibres radiculaires. Les fibres du nerf vague, à leur entrée dans le bulbe, prennent différentes directions : la plupart se dirigent vers le plancher du quatrième ventricule et entrent dans le noyau classique; mais toutes ne s'y arrêtent pas. Les unes contournent en avant le noyau de l'hypoglosse, passent de *l'autre côté*, à travers le raphé, et vont se terminer dans le *nucléus ambiguus* (noyau du faisceau latéral); les autres décrivent une anse et se dirigent vers le nucleus ambiguus *du même côté*. Le reste des fibres radiculaires du nerf vague, se séparant du tronc commun, gagne le faisceau solitaire du bulbe. Ce faisceau solitaire commence en haut, à la partie supérieure du bulbe, et, en bas, au niveau de l'entrecroisement supérieur des pyramides.

Quant à sa constitution, ce faisceau solitaire ne contient que les fibres de l'hypoglosse et celles du nerf vague. M. Bechterew soutient que ce sont les fibres du nerf hypoglosse qui en forment la plus grande partie, et il nie la présence dans ce faisceau de fibres provenant du noyau du facial et du noyau sensitif du trijumeau. Quant aux fibres du nerf vague, M. Bechterew les a examinées sur des préparations de bulbes d'embryons humains de 25 centimètres de longueur; à cette époque, le développement du nerf vague est terminé, tandis que les fibres de l'hypoglosse sont encore dépourvues de myéline. Sur ces préparations, il a constaté que les fibres du nerf vague n'occupent que le tiers du faisceau solitaire; il fait remarquer que ce faisceau se termine, en haut, exactement au niveau de la sortie des fibres radiculaires.

Le second travail du professeur Bechterew, que je citerai comme rentrant dans le même ordre d'idées (de la systématisation du développement anatomique), est relatif à la *constitution du corps restiforme*. Pour l'étude de cette région si compliquée, le professeur de Kazan a employé la méthode imaginée par Flechsig, qui a conduit à de si belles découvertes, et qui est appelée à rendre de grands services à la science. Il ressort de ses recherches que toutes les fibres du corps restiforme ne s'entourent pas de myéline à la même époque de la vie embryonnaire. Se basant sur les phases d'apparition de la myéline, M. Bechterew divise les fibres constitutives du corps restiforme en cinq ordres, qui sont, suivant la date d'apparition de la myéline :

1° Fibres venant du faisceau cérébelleux direct de la moelle épinière.

2° Fibres venant du noyau du faisceau cunéiforme (faisceau de Burdach) du même côté.

3° Fibres sortant du noyau du faisceau latéral du même côté.

4° Fibres arciformes externes, antérieures et postérieures du faisceau grêle du même côté et du côté opposé.

5° Fibres venant de l'olive inférieure du côté opposé. Les fibres de ces cinq régions différentes forment trois faisceaux bien distincts :

Le premier faisceau contient trois systèmes de fibres : 1° des fibres du faisceau cérébelleux; 2° des fibres du noyau du faisceau cunéiforme; 3° des fibres du faisceau latéral. Toutes ces fibres montent en haut et en avant, en se rapprochant de la moitié correspondante de l'écorce du vermis supérieur, une partie de ces fibres allant au côté opposé.

Le deuxième faisceau est constitué par les fibres venant du cordon grêle; il se sépare du faisceau précédent en déviant un peu en dehors, monte vers la moitié correspondante de la région moyenne du vermis supérieur.

Le troisième faisceau est constitué par les fibres venant de l'olive inférieure; il se disperse dans la substance grise du corps dentelé.

SYSTÉMATISATION DES LÉSIONS PATHOLOGIQUES ET EXPÉRIMENTALES

Comme exemples de la systématisation du processus pathologique, dans les maladies du système nerveux, nous citerons les faits suivants publiés en langue russe, et qui montrent quelles sont les découvertes auxquelles peut conduire, en science anatomique, l'idée de la systématisation.

D'après Flechsig, le faisceau longitudinal postérieur, s'il n'est pas le prolongement direct d'une partie du faisceau basal, est en tous cas son homologue ; il relie les masses grises de l'aqueduc de Sylvius et les noyaux des nerfs moteurs. La myéline apparaît dans les fibres de ce faisceau à l'époque où elle se forme dans les nerfs crâniens. M. Jakovenko, en relatant le premier cas connu jusqu'ici de dégénérescence du faisceau longitudinal postérieur, a fait l'exposé de ses recherches sur la constitution de ce faisceau.

Dans la constitution du faisceau longitudinal postérieur entrent :

1° Des fibres commissurales à court trajet ;

2° Des fibres commissurales à long trajet, qui réunissent les noyaux moteurs des yeux, et dont la dégénérescence suit une marche ascendante ;

3° Des fibres qui passent dans la partie centrale de la commissure postérieure, mais qui ne sont pas des fibres d'association.

D'après Darschkevitsch, les quelques fibres du tractus optique, qui passent par le corps géniculé latéral et la couche optique, traversent la commissure postérieure et le faisceau longitudinal postérieur, pour se terminer dans le noyau de la troisième paire.

Un autre travail à citer, concernant la systématisation des lésions pathologiques, a été publié par le professeur Popoff ; c'est un cas de dégérescence de la commissure blanche antérieure.

Il est admis que quelques fibres de la commissure blanche viennent des lobes olfactifs ; mais la provenance de la plupart des autres fibres est à peu près inconnue. Les unes ont été suivies (Burdach, Meynert, Gratiolet, Huguenin), jusqu'aux lobes pariétaux et même jusqu'aux lobes occipitaux, d'autres tirent leur origine (Luys) du *Gyrus fornicatus* (circonvolution du corps calleux).

M. Popoff a voulu démontrer que la commissure blanche antérieure sert principalement à établir une communication entre les deux lobules linguaux (deuxième circonvolution occipito-temporale). Il a été conduit à cette conclusion par l'examen microscopique d'un cerveau dont les deux lobes occipitaux portaient un foyer de ramollissement disposé symétriquement. A gauche, tout le lobule lingual était atteint; à droite, le bord externe du lobule seul était épargné. Les autres circonvolutions occipitales et temporales étaient intactes, ainsi que les deux insulas.

L'étude du système vasculaire de la base du cerveau expliquait bien cette localisation des foyers de ramollissement; en effet, l'artère basilaire était le siège d'un anévrysme cylindrique assez volumineux. Toutes les branches de cette artère présentaient les caractères d'une dégénérescence athéromateuse, et les deux artères qui se rendent à la partie inférieure des lobes occipitaux avaient été obstruées par des thrombus.

En poursuivant l'étude des lésions, M. Popoff a constaté, au microscope, la disparition presque complète de toutes les fibres de la commissure antérieure, ce qui légitimait parfaitement sa conclusion que la commissure blanche antérieure sert de lien de communication aux deux lobules linguaux.

Le cas suivant est un exemple de systématisation des lésions soit pathologiques, soit expérimentales, et il a servi, par le rapport existant entre les altérations anatomiques et les troubles physiologiques, à découvrir le centre du réflexe pupillaire et la fonction de la commissure postérieure.

Dans une communication faite à la Société de Psychiatrie de Moscou, en 1887, le Dr Darschkevitsch a nié l'influence des tubercules quadrijumeaux supérieurs sur la réaction de la pupille à la lumière. Si, dans les expériences faites pour élucider ce sujet, le réflexe pupillaire a été aboli, cette abolition est due, non à la destruction des tubercules quadrijumeaux, mais à une lésion de la commissure postérieure par laquelle passent les fibres optiques pour se rendre dans le noyau de la troisième paire.

MALADIES A SYSTÉMATISATION DISCUTABLE

S'il est des maladies des centres nerveux bien nettement systématisées, il en est d'autres dont la systématisation est discutable, soit parce qu'elles n'ont pas encore été suffisamment étudiées dans leurs symptômes cliniques et dans les altérations des éléments anatomiques, qui amènent les troubles fonctionnels, soit parce que ces troubles ne correspondent pas exactement à des lésions d'un système anatomique bien déterminé.

Ophtalmoplégie externe. Parmi les maladies dont la systématisation est discutable se trouve l'ophtalmoplégie externe. Cette question, qui a été relativement négligée en France et sur laquelle n'a paru, dans notre langue, qu'un nombre restreint de travaux, a été mieux étudiée à l'étranger; l'une des études les plus intéressantes sur cette maladie a été publiée en Russie, par le Dr Korniloff. Nous croyons utile de faire connaître l'opinion de cet auteur sur cette affection, opinion qui lui a été suggérée par le tableau clinique d'un de ses malades.

Ce sujet était atteint d'une somnolence extrême, sans maux de tête, ni nausées; il n'offrait, du côté du système musculaire, qu'un peu d'ataxie des membres supérieurs et de la faiblesse du membre inférieur gauche, Les réflexes tendineux étaient absents, tant aux membres supérieurs qu'aux membres inférieurs. Il n'y avait de troubles ni du côté des sphincters ni du côté de la sensibilité de la face et des autres parties du corps; pas de déviation de la langue; mais le voile du palais était immobile, complètement paralysé; la luette était déviée un peu à gauche; il n'y avait pas de trouble de la déglutition. De tous les muscles de la face, l'orbiculaire des paupières était seul paralysé, et l'un des symptômes principaux offerts par le malade était le suivant: l'occlusion complète des paupières était impossible; même au prix des plus grands efforts faits par le malade pour obtenir cette occlusion, la paupière supérieure et la paupière inférieure ne pouvaient arriver en contact et il persistait une fente palpébrale. Les yeux, fixés en avant, étaient presque immobiles ; les pupilles étaient normales et réagissaient bien à la lumière et à l'accommodation.

En douze jours, ces symptômes avaient atteint leur maximum ; cinq jours après, la paralysie du voile du palais disparaissait et deux semaines plus tard, les yeux commençaient à se mouvoir. Deux mois après le début de la maladie, les symptômes avaient tous complètement disparu.

Dans ce cas, le tableau symptomatique concordait assez bien avec celui de la paralysie diphtéritique, mais il fallait éliminer ce diagnostic, étant donnée l'absence complète de diphtérie dans les antécédents. De plus, contrairement à ce qui avait lieu dans le cas en question, la paralysie diphtéritique atteint plutôt les muscles internes que les muscles externes de l'œil.

M. Korniloff a, de même, éloigné d'autres diagnostics. S'appuyant sur certains cas qui présentent des symptômes complexes analogues à ceux de son malade, il a émis cette opinion qu'il y avait, chez lui, une lésion passagère de la partie supérieure du plancher du quatrième ventricule, lésion s'étendant à l'aqueduc de Sylvius et comparable à la lésion de la poliomyélite antérieure chronique, maladie dans laquelle sont seuls touchés les muscles à mouvements volontaires. Il croit que le diagnostic vrai de la maladie qu'il décrit (ophtalmoplégie externe), est la poliencéphalite subaiguë localisée dans la région indiquée plus haut.

MALADIES DIFFUSES

Ainsi que nous l'avons vu, il est des maladies des centres nerveux dont la systématisation dépend directement de certaines altérations des éléments nerveux. Dans d'autres cas, le tissu nerveux étant intact, les troubles fonctionnels dépendent soit d'altérations vasculaires, soit de l'action exercée par des lésions localisées dans des organes voisins et donnant lieu à des *maladies diffuses*.

Dans les faits de cet ordre se range un cas d'angio-sarcome diffus de la pie-mère cérébrale et médullaire, publié par MM. Schataloff et Nikiforoff.

Les symptômes présentés par le malade ressemblaient à ceux d'une embolie cérébrale. Une hémiplégie droite, sans trouble de la parole, s'était produite après deux attaques apoplectiformes.

A l'autopsie, on trouva une tumeur angio-sarcomateuse, coiffant, pour ainsi dire, la moelle épinière ; son épaisseur, à certains endroits, était d'un centimètre à un centimètre et demi. Bien que la moelle fût déformée, comprimée, et que, par places, elle offrît, sur sa coupe transversale, la forme d'un quart de lune, ses éléments histologiques ne présentaient pas de changements considérables.

Ce cas est intéressant à cause de la rareté des tumeurs de cette nature dans les centres nerveux.

MALADIES CONGÉNITALES

A côté des maladies acquises des centres nerveux, se placent les maladies congénitales de ces centres et de leurs enveloppes. Tantôt, ces malformations amènent des troubles fonctionnels, tantôt, au contraire, elles n'exercent aucune influence sur l'état du sujet. Cette différence tient aux conditions de développement de la malformation et à ses rapports avec les organes voisins ; aussi les symptômes, soit généraux, soit locaux, varient-ils suivant les cas.

Hydro-méningocèle congénital.

Ainsi, deux des signes diagnostiques de l'hydro-méningocèle considérés comme de grande valeur sont : la réductibilité de la tumeur et les mouvements pulsatiles. Or, M. Tchoudnowsky a publié un cas d'hydro-méningocèle congénital, qui démontrent que ces deux signes n'ont pas l'importance qu'on a voulu leur attribuer, et que leur existence est subordonnée à certaines conditions de développement et de rapports de la tumeur.

Le fait en question se rapporte à une petite fille de trois ans, affectée d'une tumeur douloureuse au toucher, non réductible, non pulsatile, se laissant traverser par les rayons lumineux et siégeant à la racine du nez. Cette tumeur avait, au moment de la naissance de l'enfant, le volume d'une cerise, mais, devenue plus grosse, elle atteignait le volume d'une orange. L'enfant ne présentait ni troubles de la marche, ni troubles de la parole, ni troubles de la vue ; elle n'avait pas de strabisme ; la sphère sensitivo-sensorielle était intacte ; autant qu'on pouvait en juger, les facultés intellectuelles étaient normales. On pratiqua une ponction, et l'analyse du liquide y fit découvrir de l'albumine, du sucre et des chlorures. La mort survint à la suite de l'opération. A l'autopsie, on ne trouva pas de malformation des centres nerveux ; la tumeur (hydro-méningocèle) communiquait avec la cavité cranienne par un orifice rond, produit aux dépens des apophyses nasales et de la bosse moyenne de l'os frontal ; la paroi interne de la poche était formée par la dure-mère. L'absence de réductibilité et de battements s'expliquait par ce fait que l'un des lobes frontaux, faisant une légère saillie hors de l'orifice osseux, l'obstruait complètement, en comprimant le pédicule de la tumeur.

DIFFÉRENCIATION DES CENTRES DES MOUVEMENTS VOLONTAIRES ET DES MOUVEMENTS EXPRESSIFS DES MÊMES MUSCLES.

Le centre moteur des mouvements réflexes expressifs peut ne pas se trouver sur le trajet suivi par les impulsions volontaires. Comme exemple de la différenciation de la localisation du centre des mouvements volontaires et de la localisation des mouvements expressifs de mêmes muscles, nous citerons celui qui est relatif à l'innervation de la face.

— Le Dr Rosenbach a publié l'histoire d'un malade chez lequel cette différenciation n'était pas douteuse. Ce malade était atteint d'une hémiplégie transitoire. Du côté de la face, il n'y avait pas de paralysie, et aucun phénomène particulier pendant le repos et pendant les mouvements volontaires des muscles de cette région, qui se faisaient normalement. Mais quand le malade riait, la moitié gauche de la face restait immobile, ne participant pas aux mouvements d'ensemble : il y avait alors paralysie de ce côté de la face ; le pli naso-labial, bien prononcé pendant le repos, disparaissait complètement pendant le rire. En rapprochant ce phénomène des autres troubles présentés par le malade, Rosenbach localise la lésion dans la couche optique.

Avant le travail de Rosenbach, le professeur Bechterew avait démontré, par des expériences faites sur le singe, que le centre des mouvements expressifs de la face siège dans les couches optiques.

MOELLE ÉPINIÈRE

Je suivrai, pour faire connaître les principaux travaux concernant la moelle épinière, l'ordre que j'ai adopté relativement à ceux de l'encéphale ; la plupart de ces travaux sont d'ordre anatomique et physiologique ; ils présentent un grand intérêt.

Comme méthode d'étude des divers systèmes anatomiques de la moelle, les auteurs russes contemporains ont presque toujours employé la méthode du développement de Flechsig ; les découvertes faites dans cette voie attestent la valeur de cette méthode.

Le professeur Bechterew, élève de Flechsig, a étudié le parcour central et la terminaison des racines postérieures dans la substance grise de la moelle.

Parcours central des racines postérieures ; leur terminaison.

Il a reconnu, dans les racines postérieures, l'existence de deux ordres de fibres : *Les fibres grosses* et les *fibres grêles ;* les deux ordres de fibres, confondues dans la racine postérieure, se différencient anatomiquement, au niveau de leur entrée dans la corne postérieure, et c'est dans cette région que se forment les deux systèmes de fibres.

Les *grosses fibres* se développent les premières et se couvrent déjà de myéline au cinquième mois de la vie embryonnaire. La plupart d'entre elles, aussitôt arrivées dans la moelle épinière, se dévient en dedans et entrent dans la région radiculaire des cordons de Burdach ; les autres pénètrent dans la substance gélatineuse de Rolando.

Les *fibres grêles* se développent peu de temps avant la naissance ; leur formation est donc postérieure à celle des grosses fibres. Une partie des fibres grêles, en pénétrant dans la moelle, se dévie en dehors et pénètre dans la partie la plus postérieure des cordons latéraux. Une autre partie de ces fibres grêles va directement dans la substance gélatineuse et se place entre les fibres radiculaires du faisceau développé le premier (faisceau des grosses fibres). Dans le renflement lombaire, cette dernière partie des fibres grêles occupe la région la plus externe des cordons de Burdach.

Toutes les fibres des racines postérieures, tôt ou tard après leur entrée dans la moelle, aboutissent aux cellules des cornes postérieures, puis continuent leur trajet.

C'est à ce même résultat qu'est arrivé M. Rossolimo, dont nous exposerons plus loin les opinions et les recherches.

Une preuve de la justesse de cette théorie anatomique, c'est que les fibres des cordons de Goll et de Burdach se couvrent de myéline beaucoup plus tard que les faisceaux à grosses fibres des racines postérieures; mais la myéline se forme dans la partie antéro-externe des cordons de Burdach en même temps que dans le faisceau interne des racines postérieures. Cette partie antéro-externe des cordons de Burdach est constituée, sans doute, par des fibres radiculaires.

Ces fibres radiculaires de la partie antéro-externe des cordons de Burdach, après un court trajet vertical, prennent une direction horizontale, pour aller pénétrer dans la substance grise de la moelle.

Le faisceau développé le premier, est appelé par Bechtérew : *Faisceau interne à grosses fibres*, le second faisceau, développé le dernier : *Faisceau externe à fibres grêles*.

Le faisceau interne, après son entrée dans la substance grise, se divise en deux parties : l'une d'elles, celle qui passe dans la région antéro-externe des cordons de Burdach, se dirige vers la colonne de Clarke, et ses fibres se dispersent entre les éléments cellulaires de cette colonne.

Une autre partie, placée plus extérieurement, suit un trajet horizontal dans la substance grise. Quelques-unes de ses fibres se perdent dans la région moyenne de la substance grise, et entrent en connexion avec les éléments cellulaires. D'autres fibres arrivent à la corne antérieure, et, en cet endroit, participent à la constitution du réseau nerveux. Enfin, quelques autres fibres de ce faisceau interne, parvenus vers le milieu de la substance grise, se dirigent du côté opposé, traversent la commissure antérieure, et vont directement dans la corne antérieure, ou y arrivent après avoir traversé le faisceau externe du cordon antérieur (faisceau basal).

Les fibres du faisceau externe, ainsi qu'il est dit plus haut, se placent d'abord dans la partie postérieure du cordon latéral (appelée faisceau radiculaire postéro-externe), entrent ensuite dans la substance grise, et sont interrompues par de petites cellules de la corne postérieure; quelques-unes seulement de ces fibres se prolongent jusqu'au noyau latéral de la corne antérieure.

De la colonne de Clarke, dans laquelle aboutissent la plupart des éléments du faisceau interne, partent de nombreuses fibres, qui relient la substance grise aux autres parties du système nerveux central. Les fibres qui sortent de la colonne de Clarke prennent trois directions différentes :

1° De là partent les fibres qui traversent le cordon latéral, vers sa périphérie, et vont constituer le faisceau cérébelleux direct.

2° De la région postéro-interne de la colonne de Clarke sortent des fibres qui vont dans les parties interne et postérieure des cordons de Burdach. Quelques-unes de ces fibres prennent part à la constitution des cordons de Goll.

3° Enfin, les fibres du dernier faisceau partent de la région antérieure de la colonne de Clarke et se dirigent en avant; une partie d'entre elles se continue dans la région correspondante de la corne antérieure; une autre partie se dirige vers la commissure antérieure, qu'elle traverse pour passer dans la corne antérieure du côté opposé.

Dans les petites cellules de la corne postérieure, en partie disséminées, en parties réunies au devant de la substance de Rolando, prennent naissance des fibres minces, de même calibre que les fibres grêles du faisceau externe, et qui passent les unes en dedans, les autres en dehors de la colonne de Clarke. De là ces fibres se dirigent vers la commissure grise, la traversent, les unes dans sa partie antérieure, les autres dans sa partie postérieure, pour aller former le faisceau limitant du cordon antéro-latéral.

La plupart des fibres des cordons de Goll prennent leur origine dans les cellules disséminées dans la corne postérieure,

En résumé, deux systèmes de fibres bien distincts existent dans cette région :

1° Les grosses radicules internes, donnant naissance à la partie périphérique des cordons de Burdach et au faisceau cérébelleux direct;

2° Les minces radicules externes, servant à la formation d'un système particulier du cordon antéro-latéral du côté opposé et à la constitution des cordons de Goll. Les deux principaux faisceaux, formant deux systèmes anatomiques, et se développant à deux époques différentes de la vie embryonnaire, constituent par cela même deux systèmes physiologiques distincts.

En effet, si l'on fait expérimentalement des sections partielles des cordons postérieurs, on constate que la section de la partie radiculaire des cordons de Burdach ne provoque pas la douleur chez les animaux. Mais si le couteau touche les parties de la moelle situées au sommet de la corne postérieure (*apex cornu posterioris*), ou si, poussé plus avant, il détruit la substance grise de la commissure postérieure, les cris des animaux prouvent que l'opération est douloureuse.

Se fondant sur ces données, M. Bechterew admet que le faisceau externe dessert la sensibilité cutanée. Quant au faisceau interne, il remplit des fonctions réflexes (par les fibres qui réunissent la corne postérieure à la corne antérieure); mais M. Bechterew incline à croire que ce faisceau sert aussi à la conduction du sens musculaire. Les lésions du tabès semblent démontrer ce dernier rôle du faisceau interne. Étant donné que les animaux conservent le sens musculaire, même après l'ablation totale du cervelet, il est évident que ce sens n'a pas pour voie de conduction le faisceau cérébelleux direct; il reste donc la région périphérique des cordons de Burdach, pour desservir cette fonction.

Quant au rôle qu'on prétend faire jouer aux deux systèmes formés par les deux radicules externes, dans la conduction de la sensibilité, le premier système, qui participe à la constitution des cordons de Goll, est exclus par Bechterew : 1° à cause des résultats négatifs des expériences physiologiques et des données pathologiques ; 2° parce qu'il n'existe pas d'entre-croisement de ses fibres. D'un autre côté, les expériences physiologiques et les faits cliniques prouvent qu'il y a entre-croisement des fibres conductrices de la sensibilité cutanée ; c'est donc le faisceau formant la région limitante du cordon antéro-latéral du côté opposé, qui doit être considéré comme conducteur de ce mode de sensibilité.

En raison des connexions des cordons de Goll avec le cervelet, par l'intermédiaire des noyaux bulbaires, il est permis d'admettre que les cordons de Goll servent à des réflexes cutanés nécessaires au maintien de l'équilibre corporel.

La plupart des recherches du professeur Bechtérew sur la constitution des racines postérieures et sur leur parcours dans la moelle ont été répétées par M. Rossolimo. En sectionnant les racines postérieures, dans le but d'étudier leur trajet intramédullaire, il a trouvé, comme le professeur de Kazan, que, après leur entrée dans la corne postérieure, les fibres des racines postérieures viennent aboutir aux cellules de cette corne, et qu'aucune de ces fibres ne passe dans les cordons de Goll sans avoir été interrompue dans son parcours à travers la corne postérieure.

Etant donnés les rapports existant entre les racines postérieures et les cordons de Goll, M. Rossolimo affirme que le centre trophique des cordons postérieurs ne siège pas dans les ganglions inter-vertébraux, et qu'il est difficile de préciser sa localisation.

Les découvertes que nous venons d'exposer ne sont pas seulement des exemples de la systématisation des éléments anatomiques, elles fournissent de nouvelles preuves des rapports que nous avons déjà constatés dans l'encéphale : Rapports entre le développement d'un système et ses fonctions physiologiques. Ces rapports sont encore mieux connus pour ce qui concerne dans la moelle, ainsi que le prouvent d'autres études de M. Bechtérew sur l'excitabilité des différents faisceaux spinaux.

L'excitabilité de toutes les parties du système nerveux varie suivant le degré de leur développement ; aussi toutes les parties excitables chez le chien adulte ne le sont pas chez le nouveau-né ; cette excitabilité n'apparaît qu'à l'époque où les fibres du système que l'on considère sont pourvues de myéline. La connaissance de cette corrélation constante entre l'apparition de la myéline et l'apparition de l'excitabilité dans les fibres nerveuses a été utilisée par M. Bechtérew pour les découvertes suivantes :

Au moment de la naissance, toutes les parties des cordons postérieurs (sauf la région antéro-externe du cordon de Burdach) sont dépourvues de myéline.

Seule, à cette époque, l'excitation de la partie antéro-externe du cordon de Burdach produit la contraction des muscles innervés par le segment correspondant de la moelle. L'excitation des racines postérieures correspondantes donne le même résultat.

Au cinquième jour de la vie, tout le cordon postérieur contient déjà des fibres à myéline, et le cordon de Goll est excitable, soit électriquement, soit mécaniquement ; son excitation amène des contractions musculaires généralisées, sans développer de la douleur.

Le fait que le cordon de Goll n'est excitable qu'à l'époque de l'apparition de la myéline dans ses fibres, époque où les racines postérieures ont depuis longtemps des fibres à myéline, démontre que l'excitabilité du cordon de Goll n'est pas due à la présence des fibres radiculaires, mais à l'excitabilité de ses propres fibres.

C'est par cette même méthode que Bechtérew a démontré l'excitabilité propre du cordon antérieur et de la partie antérieure du cordon latéral. Dix ou douze jours après la naissance, les fibres du faisceau pyramidal commencent à se couvrir de myéline, et c'est seulement alors que ce faisceau devient excitable par l'électricité.

Tels sont les faits qui se rattachent à la systématisation des éléments anatomiques et aux rapports de la structure et du développement d'un système avec ses fonctions. Suivant l'ordre naturel, comme pour les études concernant l'encéphale, nous exposerons maintenant les travaux qui se rapportent à la systématisation des lésions pathologiques ou expérimentales et des troubles fonctionnels causés par ces lésions.

Voies conductrices de la sensibilité et du mouvement dans la moelle.

M. Rossolimo s'est occupé des phénomènes consécutifs à l'hémi-section de la moelle. Dans aucune de ses expériences il n'a vu se faire la régénération des fibres coupées, bien que les animaux mutilés eussent survécu assez longtemps. Il a constaté la dégénérescence descendante dans le faisceau pyramidal et la dégénérescence ascendante dans les cordons de Goll et dans le faisceau cérébelleux direct. Il n'a pas observé la dégénérescence de la région décrite par Gowers et Bechterew.

Les symptômes cliniques, présentés par l'animal dont une moitié de la moelle a été sectionnée, réalisent le tableau clinique de la paralysie de Brown-Séquard; mais tandis que la perte de la sensibilité persiste jusqu'à la mort, la paralysie motrice disparaît au bout de quelques semaines. Puisque la régénération des fibres ne s'effectue pas, il faut admettre que les impulsions motrices arrivent aux deux moitiés de la moelle par le seul côté resté intact.

En vue d'élucider cette question, M. Rossolimo a fait une autre série d'expériences, qui ont donné les résultats suivants :

Une hémi-section gauche de la moelle, pratiquée au niveau de la dixième vertèbre dorsale, amène la paralysie du membre postérieur gauche, paralysie qui disparaît au bout de trois semaines.

Si, quand a disparu la paralysie du membre postérieur, on fait, sur le même animal, une autre hémi-section de la moelle du même côté (gauche), immédiatement en arrière de l'entrecroisement des pyramides, le membre supérieur gauche est paralysé.

Si l'on fait la même hémi-section (en arrière de l'entrecroisement des pyramides) chez un cobaye sain, n'ayant pas encore subi de mutilation, on produit une paralysie des deux membres, antérieur et postérieur, du côté de l'hémi-section.

D'après ces faits et d'autres expériences d'hémi-section des deux moitiés de la moelle, M. Rossolimo soutient que, chez le cobaye, les impulsions motrices ne passent d'un côté à l'autre qu'au niveau des racines antérieures correspondantes.

...atomie des ...ines postérieures.

Comme complément aux travaux de M. Bechterew concernant l'anatomie des racines postérieures, nous citerons une étude faite sur ce même sujet par le professeur Popoff.

Au neuvième mois de la vie embryonnaire, les fibres des

régions internes des cordons de Goll contiennent déjà de la
myéline, alors que les fibres de ces mêmes cordons de Goll,
qui touchent les cordons de Burdach, en sont complètement
dépourvues; ce fait montre que le cordon de Goll contient au
moins deux faisceaux particuliers, qui se terminent indistinc-
tement dans leur noyau bulbaire.

Etudiant le mode d'apparition de la myéline, M. Popoff soutient que les parties internes des cordons de Goll sont formées
par les fibres qui émanent de la colonne de Clarke.

Nous avons dit plus haut qu'il y a un rapport constant entre
les altérations d'un système anatomique et certains troubles
fonctionnels. Or, le professeur Popoff a relaté un fait rare et
intéressant dans lequel ce rapport a fait défaut, ce qui s'explique parfaitement par la disposition et la marche des lésions
constatées à l'autopsie.

Le malade était atteint d'une myélite diffuse compliquée
d'une hémorrhagie médullaire qui ne s'était, pendant la vie, tra-
duite par aucun symptôme et qui n'avait pas été diagnostiquée.
Le tableau clinique était, en tout, celui d'une myélite aiguë
et transverse.

A l'autopsie, on trouva des masses caséeuses qui remplis-
saient tout l'espace situé entre la dure-mère et la moelle, dans
le trajet compris entre la quatrième et la septième vertèbres
thoraciques. Dans toute cette étendue, la moelle présentait des usures et des foyers de ramollissement. Le corps de
la quatrième et celui de la cinquième vertèbre thoracique
étaient ramollis. Des coupes transversales de la moelle, dans
les parties atteintes, montraient, à l'œil nu, un foyer fusiforme
s'étendant de la cinquième vertèbre thoracique à la partie
inférieure de la moelle dorsale. A l'examen microscopique
de ce foyer, on découvrait une grande quantité de globules
sanguins formant, au centre du foyer, une masse compacte, et
devenant de plus en plus rares du centre à la périphérie.

Il est évident que c'était là un foyer hémorrhagique; et cette
hémorrhagie n'avait pas, au moment de sa production, déterminé de changement dans le tableau clinique, parce qu'elle s'é-
tait faite à une époque où les lésions de la myélite occupaient

une grande étendue de la moelle, et parce que l'hémorrhagie
s'était produite dans le foyer le plus atteint par la myélite.

A côté de cette observation intéressante d'une maladie rare,
nous citerons un fait très curieux publié par le D' Greydenberg
sous le nom de *paralysie spinale périodique*.

Il s'agit dans cette observation d'un jeune soldat de 22 ans,
fort et bien musclé, qui, depuis dix ans, à la suite d'une frayeur
offrait les symptômes suivants:

Bien portant, le soir en se couchant, il se réveillait chaque
matin, étendu sur le dos, ne pouvant faire aucun mouvement ; il
lui semblait qu'il avait les quatre membres liés. Jamais il n'avait
de paralysie des muscles de la face, ni de la langue Quelques
groupes musculaires, surtout aux membres inférieurs, étaient
à l'état de rigidité. Les réflexes cutanés et tendineux étaient
abolis ; il y avait aussi *abolition complète de l'excitabilité élec-
taique des muscles et des nerfs* (détail souligné par Greydenberg).

Cette paralysie durait quelques heures, puis les mouvements
se rétablissaient par segments de membres, en suivant un
ordre régulier, et en commençant par les extrémités : doigts,
poignets, avant-bras, bras, épaules. Le même ordre de réappa-
rition des mouvements avait lieu aux membres inférieurs;
les choses se passaient de même pour les réflexes. L'auteur
ajoute que son malade ne présentait aucun signe d'hystérie.

Nous ajouterons pourtant que c'était là probablement un
un cas de paralysie hystérique, et que, si les réflexes étaient
absents et l'excitabilité électrique abolie dans les muscles para-
lysés, la cause en était dans la rigidité musculaire, qui empê-
chait les réflexes et les contractions électriques de se produire.

Avant de terminer cet exposé des travaux se rapportant à la
moelle épinière, nous croyons utile de consacrer quelques
lignes à un nouveau mode de traitement du tabès dorsalis,
découvert par le D' Moczoutkovsky : c'est la suspension.

Ce médecin se sert, dans ce but, de l'appareil de Sayre,
comme s'il voulait appliquer sur le malade un corset orthopé-
dique. Il laisse les tabétiques suspendus ainsi pendant un espace
de temps variant de une à cinq minutes.

M. Moczoutkovsky a relaté plusieurs observations qui

parlent en faveur de l'efficacité de ce procédé thérapeutique. Il a vu, chez ses malades, disparaître complètement des douleurs atroces et des phénomènes d'incoordination motrice accusés au plus haut degré. M. Moczoutkovsky a présenté, à la Société des médecins de Saint-Pétersbourg, deux de ses malades marchant très bien et n'éprouvant aucune douleur.

Depuis la publication du travail dans lequel il expose son procédé, ce médecin a traité ainsi un grand nombre de tabétiques, et nous avons pu, pendant notre séjour à Odessa, constater par nous-même les succès obtenus à l'aide de ce traitement.

Il faut ajouter, qu'outre la cessation des douleurs fulgurantes et de l'incoordination motrice, la frigidité génésique disparaît, ou du moins diminue. Ce fait d'observation a conduit le Dr Moczoutkovsky à employer le même moyen dans l traitement de l'impuissance chez les jeunes gens, et il a réussi, dans plusieurs cas, à ramener la virilité.

NERFS PÉRIPHÉRIQUES — RÉFLEXES

Les travaux concernant le système nerveux périphérique, les appareils de la sensibilité générale et les sens spéciaux ont été peu nombreux en Russie pendant ces trois dernières années. Dans le nombre, nous mentionnerons les suivants qui nous ont paru avoir une véritable valeur.

Nous citerons d'abord le traité de Wedensky sur « le rapport entre l'excitation et l'excitabilité dans la contraction musculaire ». Le rôle respectif des nerfs et des muscles dans la contraction musculaire est loin d'être connu ; aussi l'ouvrage de cet auteur sur la physiologie spéciale des muscles et des nerfs mérite-t-il d'être pris en sérieuse considération.

La contraction d'un muscle, produite par l'excitation du nerf qui l'anime, est soumise à des lois fondamentales dont l'une des principales est la suivante, ainsi énoncée par Helmoltz : « Une impulsion, survenant pendant la période latente de l'excitation fournie par une impulsion antérieure, ne change en rien ni la forme ni la hauteur de la contraction. »

M. Wedensky a découvert une autre loi, non moins importante; elle e t ainsi formulée : « Pour chaque moment de l'état du nerf et du muscle, existent un *optimum* et un *pessimum* de l'excitation qui produit la contraction », c'est-à-dire, que, si on augmente, pendant la contraction, l'excitation d'un muscle en agissant sur son nerf, on voit à un moment donné la contraction diminuer, puis disparaître; mais si, sans rien changer dans le mode d'expérimentation, on diminue l'excitation, on voit alors le muscle se contracter de nouveau, et enfin se tétaniser. L'excitation maxima, qui a pour corollaire le maximum de la contraction est appelée par Wedensky, l'optimum *de l'excitation.*

L'excitation maxima, qui n'amène pas la contraction musculaire, est appelée : pessimum *de l'excitation.*

Le tronc nerveux, qui se rend au muscle excité, ne joue aucun rôle dans ce phénomène, d'après Wedensky, car dans des recherches antérieures, ce physiologiste a découvert que le nerf est infatigable. La cause de ce phénomène doit donc être cherchée ou dans les terminaisons nerveuses ou dans le muscle lui-même.

La période de la contraction musculaire, dans laquelle chaque nouvelle augmentation de l'excitation n'est pas suivie d'une augmentation de la contraction, porte le nom d'*état de pessimum.*

Le muscle qui a fourni une certaine somme de travail, le muscle fatigué, si on le met dans l'*état de pessimum*, récupère ses forces contractiles, mais cette réparation de la contractilité musculaire n'est pas égale à la réparation amenée par l'état de repos. Par conséquent, l'état de pessimum consomme une certaine quantité de force musculaire.

Dans l'état de pessimum, l'excitabilité du muscle est seulement diminuée; et, si on produit une excitation soit directement sur le muscle, soit sur un point du nerf situé entre le muscle et le point d'application de l'excitation pessimum, le muscle entre en contraction. Les phénomènes d'optimum et de pessimum sont fonctions de l'intensité et du nombre des excitations. On peut, de l'état de pessimum, passer à l'état d'optimum, en diminuant l'intensité du courant faradique ou en diminuant le nombre des interruptions. Pour chaque phase de la fatigue d'un muscle, étant donnée l'intensité maxima de l'excitation, il existe, pour amener l'état d'optimum, un nombre déterminé d'interruptions ; ainsi, pour le muscle de la grenouille, étant connue la force maxima de l'excitation, l'optimum du nombre des interruptions est de 100 par seconde.

Dans l'étude des courbes fournies par les contractions tétaniques, pour les différentes conditions d'excitation, il est nécessaire de distinguer deux formes de fatigue :

1° *La fatigue par épuisement*, qui est proportionnelle au travail fourni par le muscle.

2° La fatigue amenée par la trop courte durée qui sépare les excitations les unes des autres, et appelée *fatigue par intervalle insuffisant ;* elle est proportionnelle au nombre des excitations produites dans un temps déterminé; la cause de cette fatigue doit être cherchée ailleurs que dans la valeur du travail fourni par le muscle.

Ces deux formes de fatigue se superposent ordinairement, mais elles peuvent être distinguées ; en effet, la fatigue par épuisement prédomine quand les intervalles entre deux excitations sont espacées, lentes; la fatigue par intervalle insuffisant, au contraire, prédomine dans les cas d'interruptions rapides du courant excitateur. De là il résulte que, dans le passage de l'optimum au pessimum, et *vice versâ*, le muscle se repose de l'une ou l'autre fatigue.

Dans les cas d'excitations fournies par un courant induit de forte intensité et à interruptions rapides, la courbe tétanique, après un ascension, tombe rapidement, s'élève encore une fois, et après sa seconde chute, il est rare de la voir s'élever une troisième fois.

Le muscle curarisé ne présente pas le phénomène d'optimum et de pessimum; d'un autre côté, ce muscle curarisé perd, après la fatigue, la propriété de se contracter sous l'influence d'excitations rapides, mais il conserve longtemps l'excitabilité par des excitations lentes et distancées.

De ces faits on peut conclure que le phénomène de pessimum a pour substratum le muscle lui-même et non les terminaisons nerveuses, parce que le muscle fatigué, qu'il soit curarisé ou non, répond de la même manière aux excitations produites sur son nerf.

Dans le muscle non curarisé et fatigué, on obtient, par la diminution de la force de l'excitation, le même effet que par dès excitations lentes et distancées, tandis que dans le muscle curarisé et fatigué, on obtient la contraction en espaçant d'avantage les excitations, comme il vient d'être dit plus haut. La cause de la possibilité de cette suppléance doit être cherchée dans les terminaisons nerveuses [plutôt que dans les troncs nerveux eux-mêmes, le nerf étant « infatigable ».

Nous rapprocherons, de ce travail de M. Wedensky, le suivant, dans lequel l'auteur a cherché à déterminer ce que sont les terminaisons nerveuses périphériques.

M. Mitrofanoff a étudié, par la méthode embryogénique, la nature des terminaisons nerveuses. Il a constaté que, à une certaine époque de la vie embryonnaire, les terminaisons nerveuses, dans l'épithélium et ses dérivés, ne sont pas en connexion organique avec les éléments épithéliaux, c'est-à-dire que la substance nerveuse de ces terminaisons ne se confond pas avec la substance de la cellule épithéliale. Dans leur forme fondamentale, les terminaisons des nerfs sensitifs se présentent comme des terminaisons libres, n'ayant avec l'appareil innervé (soit avec la cellule épithéliale, soit avec l'organe de la sensibilité spéciale) que des rapports de contact. La connexion du nerf avec le neuro-épithélium se produit tardivement. Les terminaisons des nerfs moteurs diffèrent peu de celles des nerfs sensitifs. La plaque motrice terminale est un produit de la différenciation du bout périphérique du cylindre-axe embryonnaire.

Dans les glandes, les terminaisons nerveuses ont une grande ressemblance avec la forme simple des cellules nerveuses motrices; l'innervation de quelques-unes des cellules de la glande est suffisante pour que celle-ci puisse accomplir ses fonctions. Les recherches de Mitrofanoff détruisent la base anatomique de l'hypothèse de Hensen.

Je me bornerai seulement à citer les quelques travaux suivants sur l'anatomie descriptive des nerfs périphériques.

Le premier de ces travaux, publié par le Dr Pototsky, est relatif au plexus lombo-sacré et aux nerfs des membres inférieurs. Ce médecin a indiqué le rapport des nerfs périphériques avec les racines nerveuses.

Du plexus lombo-sacré et des nerfs des membres inférieurs.

Le second de ces travaux est du professeur Bechterew, qui a fait des recherches sur les terminaisons centrales du nerf trijumeau. Il soutient que les fibres radiculaires de ce nerf n'ont aucun rapport avec le cervelet.

Des terminaisons centrales du nerf trijumeau.

M. Baginsky ayant nié d'une façon absolue le rôle des canaux semi-circulaires, dans une étude sur le nerf vestibulaire, M. Bechterew a entrepris des recherches sur ce sujet. A l'appui des différences fonctionnelles des deux branches du nerf acoustique, il a invoqué, encore une fois, que ces deux branches se développent à deux époques différentes de la vie embryonnaire.

Étude sur le nerf vestibulaire.

ORGANES DES SENS

Si l'on envisage les organes des sens spéciaux comme des complications des terminaisons nerveuses dans leurs rapports avec les neuro-épithéliums, on peut réunir sous le nom d'organes des sens tous les systèmes sensitifs périphériques :

Les sens peuvent être alors considérés comme une différenciation de la sensibilité générale; aussi cette sensibilité générale peut-elle, par elle-même, amener certains actes qui paraissent exiger le concours des organes des sens et l'intégrité du cerveau.

Le Dr Danilewsky a entrepris de nombreuses expériences pour démontrer que certains actes complexes, volontaires en apparence (tels que les mouvements faits par une grenouille pour éloigner un morceau de papier qui, placé devant ses narines, l'empêche de respirer) peuvent être exécutés sous l'influence des excitations extérieures par une grenouille

Corrélation entre les fonctions du cerveau antérieur et les excitations extérieures.

privée de ses hémisphères cérébraux. Il en a conclu que l'influence excitatrice, aussi bien que l'influence inhibitoire du cerveau antérieur, peut être remplacée par des excitations sensitivo-sensorielles extérieures. A l'appui de sa conclusion, Danilewsky a fait les expériences suivantes : Si l'on place sur les narines d'une grenouille privée de ses hémisphères, un morceau de papier qui empêche l'animal de respirer, on voit la grenouille enlever le papier avec la patte ; si, au contraire, le papier ne gêne en rien les fonctions de l'animal, celui-ci ne fait aucun mouvement pour l'enlever.

Réflexe massétérien.

Chez tous les individus bien portants, le réflexe massétérien existe, et il est facile à provoquer. Le Dr Ribalkine prétend n'avoir jamais, en provoquant ce réflexe, vu se produire de mouvements cloniques chez les hommes bien portants.

Occupons-nous maintenant des travaux relatifs aux organes des sens.

Application de la méthode graphique à l'étude de la pression intra-oculaire et des mouvements de la pupille.

Le Dr Béliarminoff a fait des études expérimentales sur les mouvements de la pupille et sur la pression intra-oculaire, à l'aide d'une nouvelle méthode graphique qui l'a conduit à des découvertes importantes et intéressantes. Ce procédé, découvert par Siboulsky, consiste à photographier la pupille sur une bande de papier sensible. L'image de la pupille est reçue sur cette bande de papier sensibilisé, à travers une fente placée de telle façon que l'axe de la vision passe par le point médian de la fente ; on obtient ainsi, sur le papier, l'image du diamètre de la pupille.

Si le papier est immobile, on peut photographier en même temps et sur la même image, le diamètre de la pupille et celui des autres parties de l'œil concentriques à la pupille.

Si le papier se déplace dans une direction parallèle à la fente interposée entre la pupille et le papier, l'image du diamètre pupillaire donnera une bandelette dont les bords seront parallèles, si la pupille est immobile. On comprend que si, pendant cette dernière expérience, le diamètre de la pupille se modifie, les bords de la bandelette fixée sur le papier sensible ne sont plus parallèles : ils se rapprochent ou s'éloignent suivant que la pupille est contractée ou dilatée.

Il faut remarquer que la pupille ne réfléchit pas les rayons lumineux, et donne, sur l'épreuve négative, une image blanche.

A l'appareil photographique, appelé par son inventeur *Photocoréographe*, s'adapte une instrumentation accessoire, qui permet à l'opérateur de photographier et, en même temps, de tracer sur l'image différents signes indiquant le commencement, la fin et les différents temps de l'expérience. Il est évident que le globe oculaire doit être fixé et maintenu immobile.

L'expérience la plus élémentaire qu'on puisse faire avec cet appareil montre qu'il se produit des changements pupillaires pendant le clignement des paupières, quelque rapide qu'il soit, et que l'occlusion de l'œil se fait beaucoup plus vite que son ouverture. L'éclairage, même intense, n'a aucune influence sur la dilatation de la pupille, qui s'opère par voie réflexe, sous l'influence des excitations extérieures.

La *dilatation* DIRECTE de la pupille est celle produite par l'excitation du grand sympathique.

La *dilatation* RÉFLEXE est produite par l'excitation des nerfs sensitifs.

La dilatation *directe* diffère de la dilatation *réflexe* par sa période latente moins longue, son arrivée plus rapide au maximum, et son retour plus rapide aussi à l'état normal. La dilatation réflexe atteint son maximum longtemps après le début de l'excitation, et toujours après la fin de cette excitation ; de plus, le maximum de la dilatation réflexe est précédé par un temps de rétrécissement, qui correspond exactement à la fin de l'excitation.

La dilatation de la pupille qui se produit depuis le commencement de l'excitation jusqu'à ce rétrécissement momentané est appelée *dilatation* PRIMAIRE. Pendant la phase qui s'étend de ce rétrécissement jusqu'au maximum de la dilatation, celle-ci est appelée SECONDAIRE.

Les mêmes phénomènes se produisent, quand on excite soit le côté de l'œil examiné, soit le côté opposé.

La dilatation *réflexe* subit quelques modifications quand on sectionne le grand sympathique au cou. Dans ce cas, la période latente dure trois fois plus qu'à l'état normal, l'amplitude de la dilatation diminue, il n'y a pas de rétrécissement momentané, le maximum de dilatation est atteint plus lentement, et le retour à l'état normal se fait graduellement. Il est donc certain que le grand sympathique joue un rôle actif dans la dilatation réflexe de la pupille.

La dilatation *directe* produite par l'excitation du grand sympathique arrive rapidement à son maximum; la durée comprise entre le maximum de la dilatation et le retour de la pupille à l'état normal est plus courte que dans la dilatation réflexe, et le rétrécissement momentané manque complètement; il n'y a donc pas, dans ce cas, de dilatation secondaire.

Puisque la dilatation réflexe se produit même alors que le grand sympathique est sectionné, elle peut s'opérer en l'absence de toute communication entre la moelle et la pupille.

Plus l'excitation est intense, plus est court l'accomplissement de toutes les phases de la dilatation *directe*.

Après l'iridectomie, la partie intacte de la pupille agit de la même façon qu'une pupille normale, tant après une excitation directe que dans le cas d'une excitation réflexe.

L'enregistrement graphique simultanée des mouvements de la pupille et des modifications de la pression vasculaire, montre qu'il n'y a pas de rapport entre ces deux ordres de phénomènes :

La période latente de la dilatation directe et de la dilatation de la pupille est plus courte que la période latente de l'augmentation de pression dans les carotides. Mais si l'on sectionne les deux sympathiques au cou, la dilatation réflexe de la pupille devient synchrone au rétrecissement des branches de la carotide.

M. Bélarminoff a constaté ce fait connu, que, lorsque la pression intra-oculaire augmente, les vaisseaux intra-oculaires se rétrécissent, mais la pupille ne se dilate pas, elle se contracte ou reste immobile (elle a de la tendance à se rétrécir).

Pour l'étude de la pression intra-oculaire, M. Bélarminoff s'est servi du manomètre de Schulten, auquel il a adapté un appareil photographique destiné à inscrire les déplacements de la colonne de liquide indiquant l'état de la pression. C'est avec cette instrumentation qu'il est arrivé aux résultats suivants :

Si l'on comprime l'artère carotide, il se produit une diminution rapide de la pression intra-oculaire, en même temps qu'une diminution du diamètre des vaisseaux du fond de l'œil, et une tendance de la pupille à *se rétrécir*. La compression des veines du cou amène une augmentation de la pression intra-oculaire; dans ce cas, encore, la pupille se *rétrécit* comme dans le cas précédent, et cet état de contraction persiste même lorsque la pression intra-oculaire est redevenue normale.

Les différents temps de chaque mouvement respiratoire et des battements artériels exercent une action sur la pression intra-oculaire, mais n'ont aucune influence sur le diamètre de la pupille.

On peut, par ce résumé, relativement court, d'un travail très important, apprécier la valeur de ce nouveau procédé graphique appliqué à l'étude des phénomènes qui ont pour siège la pupille et les autres parties de l'œil; aussi notre opinion est-elle que cette méthode est appelée à agrandir le cercle de nos connaissances actuelles touchant la physiologie et la pathologie oculaires.

Les modifications qui surviennent du côté de la pupille, dans les maladies du système nerveux, ont été bien étudiées; mais on ne peut en dire autant de celles qui se produisent dans le cours des maladies des autres organes. Un très petit nombre d'auteurs se sont occupés de cette question. Parmi eux, nous devons citer le Dr Paternatsky, qui a fait des recherches sur l'inégalité pupillaire dans certaines maladies du poumon.

Il a constaté cette inégalité des pupilles dans 85 pour 100 des cas de pneumonie croupale. Dès le début de la pneumonie, on peut, suivant cet auteur, constater la dilatation de la pupille du côté du poumon lésé, car elle atteint son maximum le quatrième ou le cinquième jour de la maladie. Pendant cette période, la pupille dilatée réagit lentement à la lumière et son excitabilité est encore diminuée par des excitations lumineuses répétées. Puis, peu de temps avant la crise, la différence de diamètre des pupilles commence à disparaître; mais, à l'époque de la convalescence, la pupille du côté du

De l'inégalité pupillaire dans les maladies des poumons

poumon enflammé se rétrécit légèrement. Pendant cette dernière période, la pupille rétrécie du côté de la pneumonie réagit plus promptement à la lumière que celle du côté opposé.

L'inégalité pupillaire existe bien souvent, d'après Paternatsky, dans la phtisie pulmonaire unilatérale; dans ces cas, la pupille du côté malade serait toujours dilatée. Cette inégalité pupillaire disparaît à mesure que le processus pathologique gagne l'autre côté.

Moëbius est le premier qui ait fait des recherches sur le diamètre des pupilles chez les individus bien portants, et il ressort de ses recherches que la pupille est plus petite chez le vieillard que chez l'adulte. M. Ivanoff a fait des études sur cette même question, chez des soldats; il a constaté que les deux pupilles sont rarement égales. Sur 150 sujets examinés, il a trouvé l'inégalité pupillaire 130 fois. Dans les deux tiers des cas, la pupille gauche et la moitié gauche de la face sont plus développées que du côté droit; ce médecin prétend qu'il existe le même rapport entre le diamètre de la pupille d'un côté et le développement des extrémités du côté opposé qu'entre le diamètre de la pupille et le développement de la moitié de la face du même côté.

M. Prjibilsky a étudié, chez le chat, les fibres dilatatrices de la pupille; il a découvert les faits suivants :

Les fibres nerveuses dilatatrices de la pupille descendent de l'encéphale dans la moelle et en sortent au niveau de la huitième paire cervicale et des première et deuxième paires dorsales; elles émettent des rameaux qui les mettent en communication avec la partie cervicale du grand sympathique; puis elles remontent pour se rendre dans le ganglion de Gasser, d'où elles sortent avec le nerf trijumeau. Une section du trijumeau en avant du ganglion de Gasser supprime la dilatation de la pupille produite par l'excitation directe du sympathique. Ces fibres dilatatrices ne pénètrent pas dans le ganglion ciliaire, elles n'ont aucun rapport avec les nerfs ciliaires courts; en effet, l'extirpation du ganglion ciliaire ne modifie en rien les mouvements pupillaires amenés par l'excitation directe du grand sympathique.

La destruction des nerfs ciliaires longs supprime l'action dilatatrice du grand sympathique. Une partie des fibres dilatatrices de la pupille part directement de l'encéphale, puisque, après la section des sympathiques, on peut encore produire la dilatation pupillaire par des excitations douloureuses. Ces fibres cheminent probablement dans le tronc du trijumeau avant son entrée dans le ganglion de Gasser.

Le centre des nerfs dilatateurs de la pupille est situé dans l'encéphale.

L'existence du centre cilio-spinal de Budge n'est pas seulement douteuse, elle est inadmissible, car une section de la moelle, au niveau de l'entrecroisement des pyramides, abolit complètement la dilatation réflexe de la pupille par les excitations douloureuses.

Des recherches sur le développement de la rétine ont été faites par le Dr Kostewitsch, qui en a publié les résultats dans sa thèse inaugurale. *Développement de la rétine.*

Les bâtonnets et les cônes se forment aux dépens du protoplasma des cellules embryonnaires de la couche granuleuse externe, au cinquième mois de la vie fœtale. Dans la couche granuleuse externe de la rétine de l'embryon se trouvent des éléments non nerveux. La différenciation de la couche granuleuse externe et de la couche des bâtonnets se fait de la pupille vers la périphérie. Le développement de la rétine de l'homme se termine au huitième mois de la vie embryonnaire. La tache jaune n'existe pas encore chez le nouveau-né.

Sous le nom d'organes du sixième sens, Leydig a décrit des appareils nerveux périphériques, découverts par Schultze chez les amphibies. Ce organes, qui, suivant Mitrofanoff, sont en connexion étroite avec le nerf vague, sont appelés : *tubercules nerveux.* *Des organes du sixième sens chez les amphibies.*

D'après les études faites par M. Mitrofanoff, ces tubercules nerveux sont, au moment de leur apparition, logés dans l'épaisseur de l'épithélium (des téguments) dont ils se différencient complètement à une certaine époque.

Les troncs nerveux qui aboutissent à ces organes ont été peu étudiés; il est certain que la plupart de ces troncs nerveux sont constitués par des fibres venant d'un noyau bulbaire situé en arrière du noyau acoustique.

Il a été démontré expérimentalement que les tubercules nerveux servent spécialement aux animaux aquatiques, pour percevoir les ondulations de l'eau, et pour déterminer, dans l'espace, le point de départ du mouvement ondulatoire.

DES LÉSIONS PATHOLOGIQUES

DU SYSTÈME NERVEUX CENTRAL DANS LES TROUBLES DE LA NUTRITION

Depuis un certain nombre d'années, on s'est beaucoup occupé des altérations qui peuvent survenir dans la constitution intime des éléments nerveux, sous l'influence des intoxications. Beaucoup de travaux ont été publiés sur ce sujet, d'autant plus vaste que, de nos jours, la signification du mot intoxication a été considérablement étendue. En effet, les intoxications ne comprennent pas seulement les troubles produits par les agents toxiques qui pénètrent de l'extérieur dans l'intérieur de l'organisme (plomb, mercure, tabac, alcool, etc.;) elles comprennent aussi les modifications apportées par les agents pathogènes à la nutrition des éléments organiques, dans le cours ou à la suite des maladies infectieuses. Les intoxications peuvent être produites aussi par les troubles de la nutrition, survenant sans l'intervention de substances étrangères à l'économie animale, mais occasionnés par la présence de produits toxiques fabriqués par les organes eux-mêmes. C'est à ces intoxications que l'on donne aujourd'hui le nom d'auto-intoxications.

La nutrition du système nerveux peut encore être troublée par l'action d'agents qui ne pénètrent pas dans l'intérieur de l'organisme, qui sont appliqués à la surface des téguments (électricité, vernissage, etc.)

Il a été fait en Russie, dans ces dernières années, des travaux importants sur les altérations du système nerveux central et phériphérique produites par les intoxications. Nous allons résumer les principaux.

Les docteurs Popoff, Danillo, Tchige et Rosenbach, de l'école de Mierjiewsky, ont démontré par une série de travaux, que, dans différentes intoxications (plomb, arsenic, mercure, poisons végétaux, inanition), le système nerveux présente toujours les mêmes lésions, à savoir : l'atrophie simple des cellules nerveuses, leur vacuolisation, la perte de leurs prolongements, la pigmentation et l'homogénéité de leur protoplasma : ces modifications avaient d'ailleurs été indiquées par l'École française (Charcot). L'École allemande (sauf Erb, Leyden, Wernicke) considère ces modifications comme artificielles, et produites par les préparations auxquelles sont soumises les coupes des tissus pour l'examen microscopique.

Richard Schultz, Fritz Kreyssig et Friedreich Schultze ont combattu cette opinion des médecins russes. Ils ont fait valoir que l'on constate l'existence de lésions identiques, dans différentes intoxications, et même dans l'inanition ; ils en ont conclu que la vacuolisation des cellules est un produit artificiel (*Kunstproduct*). R. Schultz n'a trouvé que deux cellules vacuolisées, dans vingt moelles qu'il a examinées, moelles ayant appartenu à des individus qui n'avaient succombé ni à une maladie du système nerveux, ni à une intoxication ; c'est pourquoi il prétend que les vacuoles sont produites par les procédés de durcissement. M. Pekœur, en Russie, a repris cette question de l'origine des vacuoles nerveuses. Il a fait justement remarquer que, dans les vingt moelles examinées par R. Schultz, il s'en trouvait quelques-unes ayant appartenu à des vieillards de 80 ans ; or, dans les moelles séniles, on trouve toujours une grande quantité de cellules vacuolisées et atrophiées: il est étonnant que R. Schultz n'en ait pas rencontré plus de deux: M. Pekœur émet la même opinion que M. Anfimoff, dont nous avons analysé les recherches sur la valeur pathologique de la vacuolisation des cellules nerveuses, dans notre premier chapitre : si dans les vingt moelles examinées par R. Schultz, dont quelques-unes étaient séniles, il ne se trouvait que deux vacuoles, cela prouve qu'il n'y a pas de cellules vacuolisées dans les moelles saines.

Lésions du système nerveux central produites par les décharges d'électricité statique.

L'influence des décharges d'électricité statique sur les éléments constitutifs du système nerveux central est peu connue.

M. Rojedestvensky a fait à ce sujet plusieurs séries d'expériences très complètes.

Chez les animaux de la *première série*, il produisait une décharge d'électricité statique, directement sur les centres nerveux, préalablement mis à nu. L'animal était tué par la décharge, et M. Rogedestvensky, en faisant l'examen microscopique des centres nerveux, y a découvert les lésions suivantes :

Les cellules ganglionnaires de l'écorce cérébrale étaient opaques, leur protoplasma granuleux. Dans la substance blanche, l'exsudat plasmatique avait l'aspect de masses amorphes. Dans la couche des cellules pyramidales s'étaient produites des hémorrhagies capillaires. Chez les animaux qui avaient succombé dans une attaque apoplectiforme, les cellules géantes étaient entourées de sang extravasé, ainsi que les cellules de Purkinje. Les globules rouges du sang avaient pris une teinte noire. Dans les cellules des cornes antérieures de la moelle, les lésions offraient les mêmes caractères que dans l'écorce cérébrale.

Dans la *seconde série* d'expériences, les animaux n'étaient pas mutilés ; M. Rojedestvensky faisait agir la décharge d'électricité statique sur les centres nerveux à travers la boîte cranienne osseuse et les téguments. Les animaux n'étaient pas tués par la décharge et n'étaient sacrifiés qu'au bout d'un temps assez long, condition qui explique parfaitement le caractère dégénératif des lésions que l'auteur a constatées dans les centres nerveux des animaux de cette seconde série. En effet, l'examen microscopique montrait des lésions dégénératives des cellules ganglionnaires et la fragmentation de la myéline, dont on trouvait les débris disséminés dans toutes les préparations examinées.

Influence de l'hyperémie sur le système nerveux central.

De même que l'électricité statique, l'hyperémie produit des troubles dans la nutrition des éléments constitutifs des centres nerveux, et, consécutivement, des altérations de ces éléments. Des études ont été faites sur ce sujet par M. Kouznetzoff.

A la *première période* de l'hyperémie, d'après les recherches de ce médecin, une grande quantité des cellules ganglionnaires du cerveau et de la moelle se colorent mal par le carmin, leur protoplasma est opaque; dans la plupart des cas, les cellules ont perdu leurs prolongements. Les vacuoles donnent aux cellules un aspect réticulé. Ces lésions existent dans toute l'étendue de l'écorce cérébrale; elles se trouvent aussi dans les corps striés, les couches optiques, les tubercules quadri-jumeaux, le bulbe et la moelle, mais à un degré moins avancé. Dans le cervelet, c'est la couche des cellules de Purkinje qui est la plus atteinte. Les extravasats et l'exsudat plasmatique suivent le trajet des vaisseaux du cervelet et des autres parties du système nerveux central qui sont le siège de lésions.

A une *période plus avancée* de l'hyperémie, l'épaisseur des cylindres-axes, sur une coupe transversale, est quatre à dix fois plus considérable qu'à l'état normal; on constate même quelquefois la destruction des cylindres-axes. La couche de myéline se désagrège; aussi trouve-t-on un assez grand nombre de fibres nerveuses complètement détruites. Les altérations survenues dans la substance blanche sont celles qui ont été signalées dans les cas de myélite aiguë, subaiguë et chronique. Dans toutes les expériences faites suivant la méthode de Mendel, on constate que la circulation capillaire du cerveau se ralentit considérablement, quoique les capillaires soient dilatés. A cause de ce ralentissement de la nutrition, se produit l'asphyxie cérébrale, qui, plusieurs fois répétée, amène les lésions décrites par M. Kouznetzoff.

L'une des intoxications les plus fréquentes est assurément celle produite par la fumée de tabac. Son influence sur les centres nerveux a été bien étudiée par le Dr Tcherbach qui a publié, sur cette question, un travail dont voici le résumé :

Une injection de nicotine, même à la dose de 1/150 de gramme, faite chez un chien, augmente l'excitabilité électrique de l'écorce grise et de la substance blanche sous-jacente. Cette excitabilité exagérée persiste pendant un certain temps, et revient ensuite à l'état normal. L'apparition des crises épileptiformes chez les animaux intoxiqués par la nicotine s'explique par cette excitabilité extrême de l'écorce cérébrale. L'intoxication par la nicotine ne diffère pas de celle produite par la fumée de tabac (par l'inspiration de la fumée); les principaux symptômes sont : La diminution de la sensibilité à la douleur, un affaiblissement de l'ouïe et des réflexes tendineux, le rétrécissement concentrique du champ visuel et le rétrécissement de la pupille avec conservation des réflexes à la lumière.

De l'influence de l'usage du tabac sur l'assimilation des substances azotées.

Le premier travail concernant l'influence de l'usage du tabac sur l'assimilation des substances azotées des aliments a été publié par les Drs Grammatchikoff et Ossendovsky. Ces deux auteurs ont fait sur eux-mêmes les expériences les plus rigoureuses, prenant toutes les précautions pour éviter les causes d'erreur, pratiquant tous les jours l'analyse de leurs aliments aussi bien que celle de l'urine et des excréments, et fournissant, pendant toute la durée des expériences, une somme journalière de travail intellectuel et corporel aussi constante et aussi égale que possible. La quantité de tabac qu'ils fumaient par jour variait de 10 à 50 cigarettes contenant un gramme de tabac chacune. Ils sont arrivés à découvrir que : 1° l'usage du tabac diminue l'assimilation des principes azotés des aliments; 2° cet effet se produit rapidement chez les sujets non habitués à l'usage du tabac; 3° cet effet diminue ensuite peu à peu, si on continue l'usage du tabac, puis arrive à un état stable qui dure tant que le sujet continue à fumer.

Influence de l'antipyrine sur le système nerveux.

Le Dr Blumenau a étudié les propriétés anesthésiques locales de l'antipyrine et son influence sur les réflexes spinaux.

En employant la méthode de Turck, pour l'exploration de la sensibilité, il a observé que les solutions concentrées d'antipyrine, en injections sous-cutanées, produisent une anesthésie circonscrite au siège de la piqûre, mais que le contact même prolongé de la solution avec la peau ne produit pas d'anesthésie, fait antérieurement constaté en France par le professeur G. Sée.

L'antipyrine injectée en solution à 1/1000 dans les veines d'un chien amène, comme on le sait, l'exagération des réflexes, des contractions tétaniques et cloniques; cet état dure plusieurs heures. Les réflexes à la douleur (produits par l'application d'acide sulfurique sur la peau) sont diminués, phénomène qui ne dépend ni de la conductibilité des nerfs périphériques, ni de l'état de la moelle. L'antipyrine exagère les réflexes tactiles chez les animaux décapités, sans exercer chez eux d'influence sur les réflexes à la douleur. La diminution des réflexes à la douleur dépend donc exclusivement de l'inhibition des centres encéphaliques.

Quant aux modifications apportées à l'excitabilité de l'écorce cérébrale, cette excitabilité diminue sous l'influence d'une dose de 0 gr. 20 par kilogr. du poids corporel; elle est augmentée par l'administration de doses supérieures, et si la dose est forte, des mouvements épileptoïdes peuvent survenir. On n'obtient pas, par l'antipyrine, d'abaissement de la température, si on sépare l'encéphale de la moelle (Savadovsky).

Certains poisons engendrent dans la moelle des lésions inflammatoires, ainsi que l'a démontré le professeur Popoff. Ainsi, l'arsenic, le plomb, le mercure, dans les cas d'intoxication aiguë, provoquent dans cet organe des altérations intenses, qui, d'après leurs caractères, doivent être considérées comme analogues à celles de la myélite centrale aiguë. Dans l'intoxication chronique, la lésion de la substance grise empiète sur la substance blanche et présente le tableau des lésions de la myélite diffuse généralisée. Dans l'intoxication aiguë, les nerfs périphériques n'offrent pas d'altérations appréciables. Les symptômes cliniques de l'empoisonnement par l'arsenic, le mercure, le plomb (contractures, paralysies, douleurs, anesthésies) trouvent leur explication dans les modifications survenues dans les éléments des centres nerveux.

La myélite aiguë d'origine toxique.

D'après les recherches de M. Popoff, dans l'intoxication arsénicale, la lésion prédominante est une inflammation parenchymateuse, siégeant dans la substance grise. Les cellules sont remplies d'un grand nombre de granulations opaques, qui masquent complètement le noyau; la forme des cellules est arrondie, elles sont privées de leurs prolongements. Un autre changement pathologique, mais plus rare, consiste en ce que

Altérations de la moelle dans l'empoisonnement par l'arsenic.

les cellules se colorent mal par le carmin ; leur noyau est bien conservé, leur protoplasma est homogène, et dans ces cas aussi elles sont toujours dépourvues de leurs prolongements. Il n'est pas rare de voir, sur la même préparation, plusieurs cellules vacuolisées.

L'un des traités les plus complets et les plus importants sur la paralysie alcoolique a été publié par le Dr Korsakoff; mais la partie qui nous intéresse le plus dans les recherches de ce médecin, c'est l'examen microscopique du système nerveux dans la paralysie qui est l'expression de l'intoxication par l'alcool. Le substratum anatomique constant de la paralysie alcoolique est la névrite multiple; cette névrite a tous les caractères d'une névrite parenchymateuse. Dans le tissu interstitiel des cordons nerveux, il n'y a pas d'altérations, ou du moins elles sont très peu prononcées. Souvent on ne trouve aucune lésion dans la moelle; s'il existe des lésions médullaires, elles sont de nature atrophique; dans ce cas, les cellules sont désagrégées, ratatinées et vacuolisées.

Parmi les symptômes caractéristiques de la paralysie alcoolique, ceux qui ont été le moins étudiés, par les auteurs qui se sont occupés de cette maladie, ce sont les différents troubles psychiques. Pour M. Korsakoff, ces troubles psychiques ne sont pas une complication de la maladie appelée *paralysie alcoolique*, ils constituent un symptôme qui ne fait jamais défaut : L'étude attentive de la symptomatologie de la névrite parenchymateuse multiple montre que, quelle que soit la cause de l'affection, la sphère psychique est toujours touchée. L'idée d'une liaison intime entre ces deux ordres de symptômes doit être présente à l'esprit dans l'étude de la névrite parenchymateuse multiple, d'autant plus que l'explication de cette relation est facile. Une cause débilitante répandue dans tout l'organisme, que ce soit le poison venu du dehors, ou le poison formé dans l'organisme lui-même, si elle change les conditions d'existence de quelques éléments, jusqu'à entraver complètement leurs fonctions, doit agir plus ou moins sur tous les autres éléments de l'économie. La nature atrophique des lésions, dans la névrite parenchymateuse multiple, indique un trouble profond dans la nutrition des éléments nerveux.

Dans les maladies infectieuses, les modifications des éléments nerveux sont comparables à celles qui surviennent dans le cours des intoxications par les substances chimiques ; elles résultent soit des troubles apportés dans la nutrition de ces éléments par les poisons fabriqués dans l'économie, soit de la présence des agents organiques pathogènes dans le tissu nerveux lui-même.

Le Dr Rosenthal a fait de longues recherches sur les altérations du système nerveux central dans les maladie infectieuses. Voici le résumé de ce travail.

Dans toute la série des maladies infectieuses de l'homme, l'endothélium des capillaires est tuméfié. Les parois des petits vaisseaux offrent, par places, les caractères de la dégénérescence graisseuse et pigmentaire. On rencontre souvent une infiltration granuleuse autour des vaisseaux, dans la névroglie et dans les espaces péricellulaires, mais cette infiltration n'est pas constante. M. Rosenthal n'a jamais observé la présence de corpuscules étrangers dans la substance même des cellules. Les cellules nerveuses, surtout dans la couche des grandes cellules pyramidales, présentent des altérations très marquées. Dans les circonvolutions cérébrales, l'intensité des lésions va en augmentant de la périphérie de l'écorce vers la substance blanche, et bien souvent, sur une même préparation, on peut constater de la périphérie à la face interne de l'écorce, toutes les altérations pathologiques des éléments nerveux.

D'après M. Rosenthal, il suffit d'examiner les préparations avec soin pour se convaincre de la réalité de la division des cellules nerveuses, dans les cas de maladies infectieuses ; on observe souvent deux ou trois cellules nerveuses dans un même espace péricellulaire ; et dans ces cas, l'existence fréquente de deux noyaux dans une même cellule prouve la division possible des éléments nobles du système nerveux central.

Dans le bulbe et dans la moelle, les lésions parenchymateuses présentent les mêmes caractères que celles trouvées dans l'écorce grise du cerveau,

Dans les maladies autres que celles causées par l'infection, M. Rosenthal n'a pas trouvé de lésions nerveuses analogues à celles qu'il a constatées dans les maladies infectieuses. Si, dans certaines maladies du cœur, il a observé, dans l'écorce grise du cerveau, des modifications pathologiques appréciables, elles étaient moins prononcées et dépendaient probablement de l'état de la circulation capillaire.

Névrite multi-
ple consécutive
à la fièvre ty-
phoïde.

Le Dr Roudoff a publié l'histoire clinique d'un malade qui, à la suite d'une fièvre typhoïde, présenta des douleurs le long des troncs nerveux, avec hyperesthésie, paresthésie, et anesthésie cutanées, de l'atrophie musculaire et une abolition complète de l'excitabilité galvanique et faradique des muscles atrophiés. Se basant sur la disposition de l'anesthésie et de l'atrophie, il posa le diagnostic de névrite multiple d'origine typhique.

Paralysie di-
phtérique.

La diphtérie est une des maladies infectieuses qui ont le plus grand retentissement sur le système nerveux. Le Dr Korniloff a discuté la question du substratum anatomo-pathologique des paralysies consécutives à la diphtérie, à propos des symptômes présentés par un de ses malades : Vingt jours après le début d'une diphtérie, ce malade avait perdu le sens du goût, sa parole était devenue nasonante, et les liquides étaint rejetés par le nez. Deux semaines après l'apparition de ces phénomènes, survint de la faiblesse dans les membres inférieurs avec diminution de la sensibilité, diminution de l'excitabilité faradique, sans changement de l'excitabilité galvanique ; il n'y avait ni mouvements fibrillaires, ni incoordination motrice ; les sphincters étaient normaux, les réactions pupillaires conservées. La guérison survint après cinq mois de maladie.

M. Korniloff croit que les symptômes présentés par son malade doivent être rapportés à une *névrite multiple*, pour la raison suivante : Dans la névrite multiple, comme dans la paralysie diphtéritique, la paralysie de la sensibilité et celle du mouvement augmentent du centre à la périphérie, et partout où la sensibilité est diminuée, le mouvement l'est aussi ; les réflexes cutanés et tendineux sont abolis, ou, du moins, diminués.

Il divise les paralysies consécutives à la diphtérie en deux groupes : 1° Les *paralysies diphtéritiques proprement dites*, dont

le substratum anatomo-pathologique est la névrite multiple.
2° Les *paralysies consécutives aux lésions diphtéritiques soit des
vaisseaux, soit des méninges*. Les paralysies du second groupe,
appelées *paralysies post-diphtéritiques*, ont des symptômes
complexes tout à fait différents de ceux des paralysies diphtéritiques proprement dites.

Les lésions nerveuses périphériques de la phtisie, qui ont
été déjà bien étudiées en France, ont fait l'objet de recherches
entreprises par le docteur Japp, pour sa Thèse inaugurale.

D'après cet auteur russe, dans tous les cas de phtisie pulmonaire terminés par la mort, il est possible de constater des
modifications anatomo-pathologiques dans les nerfs mixtes
des extrémités. Ces altérations, d'après leur nature, peuvent
être rapportées à la névrite parenchymateuse dégénérative.
Les lésions sont plus prononcées dans les petits rameaux nerveux que dans les gros troncs, et elles prédominent aux extrémités des membres inférieurs. Elles peuvent n'avoir aucun
rapport avec le système nerveux central et exister sans qu'il y
ait la moindre lésion dans le cerveau et dans la moelle.

Chez les phtisiques, on trouve plus souvent des altérations
pathologiques dans les rameaux sensitifs que dans les
branches motrices. La névrite des nerfs moteurs est très rare,
et, même, quand la lésion siège dans les nerfs mixtes, elle se
localise, pour ainsi dire, dans les filets sensitifs; en effet, dans
beaucoup de cas examinés par M. Japp, presque la moitié des
fibres de certains troncs nerveux avaient été détruites, tandis
que les muscles correspondants étaient intacts. Dans les cas
de névrite chez les phtisiques, les symptômes cliniques de
cette lésion sont des névralgies, avec hyperesthésie et anesthésie dans le domaine du même nerf.

Les lésions produites dans les ganglions des nerfs périphériques (ganglions de Gasser, ganglions du grand sympathique, etc.,) par les maladies infectieuses ont été peu étudiées. Des recherches ont été faites sur la constitution de ces
ganglions dans la lèpre (lepra Arabum) par le Dr Sondake-
vitch. L'auteur a observé que dans cette maladie les capsules
des cellules nerveuses des ganglions sont épaissies; leur endo-

thélium se desquame, prolifère et remplit la capsule, ce qui n'est pas sans influence sur la cellule nerveuse. Les cellules nerveuses, qui contiennent des bacilles lépreux dans leur masse, présentent des modifications considérables : leur protoplasma perd son aspect normal (finement granulé), devient homogène, hyalin, et offre les caractères que les auteurs ont décrits pour les cellules sclérosées. La cellule devient plus petite et perd son noyau.

Une autre lésion de la lèpre, qui intéresse les ganglions nerveux périphériques, c'est la vacuolisation. Le protoplasma des cellules vacuolisées se présente sous la forme d'un mince réseau de filets s'étendant dans toutes les directions de la cellule.

Plus la cellule contient de bacilles, moins nombreuses, à son intérieur, sont les granulations pigmentaires ; il en est de même pour les différentes parties d'une même cellule. Ces granulations pigmentaires peuvent être logées dans la substance du protoplasma ou dans une vacuole ; celles qui sont en contiguïté directe avec le protoplasma ont une forme régulièrement sphérique, tandis que celles contenues à l'intérieur des vacuoles se présentent comme des débris irréguliers et quelquefois en état de désagrégation. L'analyse micro-chimique montre que ces deux ordres de granulations sont de même nature.

Quand une cellule contient peu de bacilles lépreux, ils sont complètement désagrégés. Au contraire, plus les bacilles sont nombreux dans une cellule, plus ils sont développés.

M. Laschkevitch a décrit un cas intéressant de névrite multiple chronique, d'origine syphilitique :

La malade, une femme de 47 ans, avait éprouvé d'abord des douleurs et des crampes, puis une paralysie des membres inférieurs. Vingt-quatre heures après le début de cette paraplégie, les membres supérieurs furent envahis par les douleurs et les crampes, et se paralysèrent à leur tour. Lorsque M. Laschkevitch examina cette malade, elle présentait le tableau clinique suivant : Il y avait une paralysie complète de tous les muscles du bassin, des membres inférieurs et des membres supérieurs, jusqu'aux épaules. Il n'y avait ni mouvements fibrillaires, ni troubles du côté des sphincters, ni hyperesthésie cutanée; la pression exercée le long des troncs nerveux était douloureuse, les réflexes cutanés et tendineux étaient abolis, ainsi que l'excitabilité faradique et galvanique des muscles. La sensibilité cutanée était intacte sous toutes ses formes. Il y avait un amaigrissement extrême et en masse des muscles. La malade nia longtemps la syphilis, mais dès que le traitement spécifique eut été institué, les douleurs qu'elle éprouvait, la nuit, à la tête et le long des os, disparurent, et au bout de quelques semaines, les mouvements commencèrent à reparaître aux avant-bras et, peu de temps après, aux doigts, puis à la cuisse, à la jambe et aux orteils. La guérison de la paralysie suivit une marche inverse de celle de son apparition.

Le phénomène intéressant offert par cette malade consistait en ce que la sensibilité avait toujours été intacte, même quand la paralysie motrice était le plus accusée. M. Laschkevitch a expliqué comment une lésion des troncs nerveux peut laisser seules intactes les fibres de la sensibilité, par l'hypothèse d'une névrite parenchymateuse, et il a cherché à éclaircir ainsi la question du diagnostic de la névrite parenchymateuse et de la névrite interstitielle. Il pense que le tableau clinique est différent dans les deux cas. En effet, dans la névrite parenchymateuse, la lésion du cylindre-axe peut se localiser exclusivement soit dans les fibres sensitives, soit dans les fibres motrices; la preuve en est fournie par certaines intoxications, comme dans celle par le curare, qui atteint la motilité seule. La névrite interstitielle, au contraire, en raison de son substratum anatomique, ne peut pas se localiser; mais le même poison peut produire à la fois la névrite parenchymateuse et la névrite interstitielle, et le tableau clinique sera la résultante de ces deux lésions.

Nous croyons devoir rapprocher de l'observation publiée par Laschkevitsch et de l'interprétation qu'il en a donnée, l'histoire résumée d'un malade rapportée par le Dr Platonoff comme un cas de *Paralysie ascendante aiguë*.

Un cas de paralysie ascendante aiguë,

La paralysie avait débuté par les membres inférieurs, puis avait gagné les membres supérieurs et peu de temps après la face. Il n'y avait pas d'atrophie musculaire; la sensibilité était intacte; l'excitabilité faradique et galvanique des muscles et des nerfs était normale; les réflexes tendineux étaient abolis; l'acuité visuelle était diminuée, au point de rendre la lecture impossible. La mort survint au bout d'un mois de maladie; l'autopsie ne fut pas pratiquée.

Si dans ce cas, comme semble le soutenir M. Platonoff, il existait une lésion des cornes antérieures de la moelle et des noyaux moteurs du bulbe, les centres moteurs des muscles auraient été seuls atteints, puisque l'atrophie faisait défaut; et, suivant cette hypothèse, le centre trophique des muscles ne répondrait pas au centre des mouvements. Il est plus probable que c'était là un cas de névrite multiple parenchymateuse, forme décrite par Laschkevitsch.

Altérations pathologiques des ganglions du nerf vague dans les maladies infectieuses.

L'étude des ganglions du nerf vague dans les maladies infectieuses offre un intérêt particulier, car souvent, dans ces maladies, les fonctions des appareils importants de la vie animale innervés par ce nerf sont troublées. Cette étude a été faite d'une façon assez complète en Russie, par le Dr Levine. Suivant ce médecin, les ganglions du nerf vague sont des lieux d'élection des altérations pathologiques dans les maladies infectieuses. Dans la fièvre typhoïde, ces ganglions, examinés à l'œil nu, paraissent tuméfiés, hyperémiés, d'une consistance molle. A l'examen microscopique, les capillaires et les petits vaisseaux (artériels et veineux) sont remplis de globules rouges; on remarque, par places, des hémorrhagies capillaires.

Dans la plupart des cas, le protoplasma des cellules du ganglion perd son aspect normal, il devient homogène, hyaloïde et se colore mal par le carmin. Plus souvent encore, le protoplasma a subi la dégénérescence granuleuse, et ses granulations ne se colorent pas par l'acide osmique. La dégénérescence granuleuse se propage du centre à la périphérie des cellules. Arrivée à cet état, la cellule peut être considérée comme détruite; elle perd ses contours, se désagrège, et des traînées de granulations remplissent l'espace péricellulaire. M. Lévine n'a pas pu déterminer le mode de disparition du noyau. La vacuolisation des cellules est souvent assez prononcée pour faire paraître le protoplasma comme criblé de trous, et lui donner un aspect réticulé. Dans beaucoup de préparations examinées par M. Levine, les cellules étaient diminuées, atrophiées, et leurs bords présentaient des pertes de substance. La capsule des cellules est infiltrée, épaissie. M. Levine a examiné les *ganglii nodosi* du nerf vague, dans plusieurs cas d'endocardite ulcéreuse aiguë, d'hypertrophie cardiaque et d'insuffisance valvulaire. Dans tous ces cas, il a trouvé des altérations notables dans les cellules du ganglion du nerf vague, altérations de même nature que celles décrites plus haut. Les lésions du tronc du nerf vague, dans la phtisie, sont ordinairement attribuables à la compression exercée sur ce nerf par les ganglions tuméfiés.

Dans tous les cas où, pendant la vie, M. Levine avait observé des symptômes cliniques indiquant une lésion du nerf vague, il a toujours trouvé des altérations anatomo-pathologiques du ganglion de ce nerf.

Les troubles trophiques sont plus fréquents dans le cours de la paralysie générale que dans les autres maladies mentales; il était intéressant d'en découvrir la cause. M. Popoff a examiné le système nerveux sympathique de paralytiques généraux, comparativement à celui de sujets ayant succombé à d'autres maladies mentales chroniques. L'examen microscopique du nerf et des ganglions sympathiques, dans la paralysie générale, lui a fait découvrir deux ordres de lésions : 1° *D'un côté*, un épaississement des parois des vaisseaux, une prolifération du tissu conjonctif périvasculaire interstitiel des ganglions nerveux, indices d'une inflammation chronique interstitielle, avec formation d'éléments conjonctifs persistants. 2° *D'un autre côté*, l'étude des éléments nerveux montre que le corps des cellules est diminué presque de moitié, et que leur pigmentation est assez intense pour empêcher de distinguer leur noyau. Il est évident que c'est là un processus atrophique portant sur les éléments nobles de la cellule et consécutif à la prolifération du tissu conjonctif. M. Popoff a observé la vacuolisation des cellules, mais il n'a jamais vu la dégénérescence graisseuse des éléments nerveux.

L'examen du système nerveux sympathique, dans les autres formes de l'aliénation mentale, montre exactement la même lésion — l'inflammation chronique interstitielle et l'atrophie pigmentaire des cellules nerveuses.

De ces études comparatives, il ressort que les troubles trophiques, en tant qu'ils sont sous la dépendance du système nerveux sympathique n'ont pas, chez les paralytiques généraux, et chez les autres sujets atteints de maladies mentales, de caractères différentiels. Si les troubles trophiques sont plus fréquents dans la paralysie générale progressive, il faut en chercher la raison dans la difficulté des soins que réclame l'état des malades atteints de cette affection.

Des lésions parfois très accentuées des centres nerveux sont produites par la destruction expérimentale de certains organes; l'organisme, dans ces cas, subit un trouble de nutrition parfois très profond; c'est ainsi que l'ablation d'un seul des lobes de la glande thyroïde est bien supportée par les chiens; mais l'extirpation complète de la glande amène chez eux la mort, dans un intervalle qui varie de quatre jours à quatre semaines. Trois ou quatre jours après l'opération, l'animal devient triste, apathique; il est pris de tremblements, de secousses, sa marche est incertaine; enfin surviennent des contractions tétaniques dans les muscles extenseurs des extrémités et dans les musclesrespiratoires. A ce moment, la sensibilité cutanée et les réflexes tendineux diminuent; la température ne s'élève qu'au moment des crises épileptiformes; la mort survient parfois dans le cours de la première crise, au bout de quatre ou cinq jours après l'opération. Quand l'animal survit trois ou quatre semaines, il meurt dans une cachexie extrême, paralysé des quatre membres. L'examen microscopique des centres nerveux, fait pour la première fois par M. Rogovitch, qui a institué les expériences précédentes chez les chiens, lui a démontré que la mort est causée par une encéphalo-myélite parenchymateuse. Le processus pathologique décrit par ce médecin russe se résume dans les lésions suivantes :

Les cylindres-axes, les prolongements des cellules nerveuses et ces cellules elles-mêmes paraissent tuméfiés, opaques; le corps des cellules perd son contour, se désagrège, puis le noyau disparait. La transfusion du sang des animaux qui ont subi l'ablation du corps thyroïde et qui sont arrivés à la dernière limite de la cachexie, aux animaux bien portants, ne produit aucun des symptômes existant chez les premiers. Si on transfuse du sang d'un animal bien portant à un animal auquel on vient d'enlever la glande thyroïde, il se produit, même à la fin de l'opération et quelque temps après, des secousses musculaires généralisées, et l'animal opéré devient triste et abattu.

L'examen de la glande pituitaire des animaux ayant succombé à la cachexie a fait constater à M. Rogovitch la prolifération des éléments de la glande et même la formation de nouvelles alvéoles, altérations qui indiquent l'hypertrophie vraie et fonctionnelle de la glande.

L'excitabilité de l'écorce du cerveau augmente chez les animaux privés de la glande thyroïde, d'après les recherches de M. Atvokratoff; l'excitation de l'écorce, incapable de produire une attaque épileptiforme, avant l'opération, amène, dès que les premiers symptômes de malaise consécutifs à l'ablation apparaissent, de longues attaques tétaniformes et épileptiformes.

On discute depuis longtemps sur les causes de la mort survenant après le vernissage complet de la peau des animaux, sans arriver à des résultats positifs. Il était d'autant plus intéressant de connaître l'état du système nerveux central à la suite de la mort survenue dans ces conditions, que les animaux soumis à cette expérience présentent les symptômes d'une affection du système nerveux. Après qu'on eut démontré que la mort, dans les cas de vernissage cutané, n'est produite ni par des changements dans la température corporelle, ni par des troubles respiratoires et sécrétoires de la peau, on s'est demandé si elle n'était pas la conséquence de l'action périphérique continue exercée sur toute la surface de la peau et agissant sur les centres nerveux. Les recherches de M. Antimoff tendent à légitimer cette hypothèse.

Les lésions observées sont strictement limitées à la substance grise nerveuse; la substance blanche est intacte dans toute son étendue, constatations suffisantes pour écarter l'idée d'un processus inflammatoire; en effet, la nature des lésions est purement atrophique. Les mêmes lésions ont été décrites à la suite de différentes causes débilitantes agissant sur le système nerveux (dans les intoxications par Danillo, Popoff, Tchige, Hardine; dans l'inanition par Rosenbach).

NÉVROSES

Un grand nombre de travaux ont paru, en Russie, sur les névroses, et sur l'hystérie, en particulier; mais le seul vraiment original et intéressant est, à notre avis, le suivant :

Le professeur Danilewsky, de Karkoff, a publié récemment une étude sur l'hypnotisme chez les animaux. Il a entrepris une série d'expériences dans le but d'étudier les modifications de la sensibilité et du mouvement volontaire chez les animaux amenés à l'état hypnotique, comparativement aux phénomènes qui sont présentés par ces mêmes animaux, à l'état normal. Il a émis, à ce sujet, des théories nouvelles, qui ont été pleinement justifiées par les résultats de ses expériences ; il soutient que l'hypnotisme, chez l'homme, affecte une forme plus complexe que chez les animaux, et que cette différence est en rapport avec le développement cérébral. Le premier, il a fait des expériences d'hypnotisme sur des animaux auxquels il avait préalablement enlevé différentes parties du système nerveux central, afin d'étudier les phénomènes qui se passent chez eux, en les comparant aux phénomènes présentés par des animaux de même espèce non mutilés, et soumis aussi à l'état hypnotique. Il a pris pour sujets de ses expériences, des grenouilles, têtards, écrevisses, poissons, tritons, serpents, lézards, tortues, petits crocodiles, oiseaux et mammifères, qui ont pu être hypnotisés; toutes les tentatives faites sur le singe et le chien ont donné des résultats négatifs. M. Danilewsky est arrivé à cette conclusion, qu'il existe réellement, chez les animaux, un état spécial, comparable, sinon analogue, à l'état d'hypnotisme chez l'homme. Cet état est caractérisé par la diminution de l'activité volontaire, par la catalepsie et par des modifications dans la sensibilité cutanée, symptômes qui, joints à quelques phénomènes psychiques, caractérisent l'hypnotisme de l'homme.

Si l'on met, avec précaution, une grenouille sur son dos, et si on l'immobilise dans cette position, en l'empêchant de faire des mouvements brusques, elle s'agite quelques instants, puis devient immobile, et reste ainsi pendant 8 à 10 minutes. La grenouille (comme du reste tous les animaux hypnotisables) est susceptible de recevoir une *éducation hypnotique*, c'est-à-dire qu'elle sera plus facilement et plus rapidement hypnotisée, si elle a été soumise plusieurs fois à cette expérience.

La sensibilité cutanée, chez une grenouille hypnotisée, est très diminuée, et la réponse aux excitations extérieures est retardée ; il faut que l'excitation soit beaucoup plus forte qu'à l'état normal, pour que l'animal la perçoive et pour qu'il y réponde. Si l'on soumet la grenouille hypnotisée à l'action du courant faradique, ses muscles se tétanisent, mais elle reste immobile. Si, avant l'expérience, on a mis à découvert le cœur et les viscères abdominaux, et si on hypnotise ensuite l'animal, ces organes ne répondent pas à l'excitation électrique.

Une grenouille non mutilée, et à l'état normal, mise dans une atmosphère de vapeurs d'éther, commence, au bout de quelques secondes, à s'inquiéter, saute, et cherche à s'échapper ; si une grenouille hypnotisée est soumise à la même expérience, elle reste indifférente, puis au bout de quelques temps, elle est narcotisée, et elle meurt, si l'on prolonge l'expérience. Mais si on la réveille avant la narcotisation complète elle se met à sauter et cherche à fuir. Cette expérience de M. Danilewsky doit être interprétée dans le sens d'une paralysie des mouvements volontaires. Par des expériences faites sur les animaux mutilés, cet auteur a découvert les faits suivants :

La grenouille privée d'un seul hémisphère cérébral se comporte dans les expériences d'hypnotisme comme une grenouille normale, tandis que celle qui est privée de ses deux hémisphères se comporte autrement.

La grenouille privée des deux hémisphères arrive très vite à l'état hypnotique ; elle oppose la même résistance, mais elle reste plus longtemps dans cet état. Chez elle, la sensibilité cutanée ne présente pas de différence, qu'elle soit éveillée ou qu'elle soit hypnotisée ; dans aucun de ces deux cas, elle n'a d'anesthésie cutanée, ni de retard dans les mouvements de réponse aux excitations.

A l'état hypnotique, le retard des mouvements de réponse aux excitations extérieures varie d'une grenouille à une autre, mais il est presque toujours le même pour chaque grenouille hypnotisée et non mutilée tandis que la durée de ce retard ne varie pas d'une grenouille privée de ses deux hémisphères et hypnotisée, à une autre grenouille placée dans les mêmes conditions. Aussi M. Danilewsky a-t-il tiré cette conclusion : que les conditions d'individualité reposent sur l'organisation des hémisphères cérébraux, et que l'ablation de ces deux hémisphères égalise le tableau des phénomènes hypnotiques. Ses expériences ont été répétées sur différents animaux et les résultats ont été identiques.

L'opinion de M. Danilewsky est que la suggestion faite chez l'homme, même par la parole, ne diffère pas de celle que l'on obtient chez les animaux, lorsque, par des moyens coërcitifs, on veut leur faire comprendre combien sont inutiles les mouvements qu'ils tentent dans le but de résister à l'immobilisation à laquelle on les soumet afin de les hypnotiser.

Le Dr Blumenau a fait des expériences variées avec des aimants de différentes forces, pour étudier leur action sur le système nerveux, et il n'a obtenu que des résultats négatifs.

Pour lui, le champ magnétique ne produit aucune modification dans les réflexes provoqués par le toucher, la douleur et l'excitation électrique ; il n'a aucune action sur la circulation capillaire ; et l'aimant, même le plus puissant, placé près de la tête ou d'une autre partie du corps d'un individu n'exerce sur lui aucune influence.

FAITS ANATOMIQUES ET CLINIQUES

OBSERVÉS EN RUSSIE

Pendant mon voyage en Russie, j'ai pu visiter la plupart des laboratoires et des hôpitaux et me mettre ainsi au courant des idées naissantes et des travaux non encore publiés.

Je rassemblerai, dans un même chapitre, la description des pièces et préparations anatomo-pathologiques intéressantes qu'il m'a été donné d'examiner, puis je réunirai dans un même groupe les faits d'ordre clinique que j'ai observés, et qui se rattachent à la Neuropathologie.

FAITS ANATOMIQUES.

A *Varsovie*, M. Loukianoff, professeur d'anatomie pathologique, et ses élèves nous ont communiqué les résultats de leurs études sur les différentes phases de la division cellulaire.

L'examen de leurs préparations histologiques démontre qu'à chaque phase de la *Karyokinèse*, les différentes parties de la cellule ont une électivité spéciale pour certains corps chimiques. Une cellule en repos se colore autrement qu'une cellule en voie de division, ou, pour mieux dire, elle choisit une partie différente du réactif colorant.

Dans les tumeurs, les cellules en voie de division suivent les mêmes phases dans la succession de leurs différents modes de coloration (la coloration triple d'éosine, de safranine et d'hématoxiline est le plus souvent employée). A l'état de repos, les cellules des divers organes et des diverses tumeurs ont des réactions histo-chimiques fixes, mais variables pour chaque organe et chaque genre de tumeur.

Le professeur Mierjiewsky, à Saint-Pétersbourg, nous a montré une série de préparations de cerveaux d'idiots, dont l'une surtout était des plus intéressantes : Toute la surface de l'écorce grise était sillonnée de petites circonvolutions et de scissures placées entre les scissures normales fondamentales; par conséquent, la surface du cerveau était extrêmement étendue. L'examen microscopique n'offrait rien d'anormal; les éléments cellulaires étaient bien développés; pourtant, les cellules pyramidales semblaient plus petites que dans un cerveau normal; la succession des couches de l'écorce était régulière. M. Mierjiewsky nous a fait remarquer à juste titre, l'absence de fibres d'association entre les petites circonvolutions et entre celles-ci et les circonvolutions normales. C'est là une preuve de l'importance majeure des fibres d'association pour l'intégrité de la vie psychique et de l'inutilité d'un trop grand nombre de cellules non reliées entre elles.

M. Erlitsky, agrégé de la Faculté de médecine de Saint-

Pétersbourg, possède une riche collection de préparations microscopiques d'anatomie normale et pathologique. Nous avons examiné avec lui des préparations de moelle épinière provenant d'un cas de *maladie de Friedreich*. Tous les cordons postérieurs étaient dégénérés, ainsi qu'une zone périphérique disposée symétriquement en dehors du cordon latéral. Mais, point intéressant, le faisceau pyramidal avait été touché d'une façon appréciable par le processus dégénératif; M. Erlitsky nous a raconté que, dans les dernières semaines de la vie, le malade avait présenté des phénomènes paralytiques assez accusés. M. Erlitsky va publier la relation de ce cas, et doit, dans le courant de l'année, faire paraître un travail sur l'anatomie pathologique de la *paralysie alcoolique*. Dans ce dernier travail, il se propose de démontrer que les lésions périphériques de la maladie ont souvent pour cause des lésions des cornes antérieures de la moelle. En effet, la série des préparations que nous avons examinées démontre la justesse de cette opinion : les altérations cellulaires des cornes antérieures ne nous ont laissé aucun doute sur la nature atrophique des lésions. Dans ce cas, toute la difficulté consiste en ce qu'il faut examiner toutes les racines *radicule* par *radicule*, ce qui demande beaucoup de temps. Sur les préparations de M. Erlitsky, nous avons pu voir des altérations des racines antérieures et des racines postérieures dont les nerfs correspondants étaient le siège d'une lésion atrophique.

Sous peu M. Erlitsky va également faire paraître les ouvrages suivants : 1° *Traité d'histologie de la moelle épinière*, 2° *Histologie de la moelle allongée* (ce dernier travail est fait en collaboration avec le Dr Rosenbach).

M. Rosenbach, chef de clinique du professeur Mierjiewsky, a eu l'obligeance de nous montrer des préparations faites avec des cerveaux d'animaux morts d'*inanition*. Il est le premier qui ait déterminé la valeur de ces modifications des cellules nerveuses, connues aujourd'hui sous le nom d'*atrophie simple des cellules nerveuses*. Ses préparations relatives à ce sujet sont très démonstratives.

Dans le même laboratoire, nous avons examiné les préparations de M. Avtokratoff, concernant les altérations des cellules nerveuses chez les animaux morts à la suite de l'extirpation de la glande thyroïde. Les lésions, dans ce cas, ont une ressemblance frappante avec celles qui sont produites par l'inanition; on constate, en effet, les mêmes vacuoles criblant le protoplasma de la cellule, la même tuméfaction des cellules nerveuses, à la première période de la maladie, dans les deux cas.

Au laboratoire de M. Mierjiewsky, MM. Rosenbach et Avtokratoff ont, depuis quelque temps, institué des expériences dans le but d'étudier les lésions consécutives à la compression partielle de la moelle épinière. Ils ont évité la suppuration, produite par l'introduction des corps étrangers, en faisant pénétrer dans le canal rachidien une petite boule d'argent stérilisée, qui n'amène pas d'inflammation appréciable.

M. Blumenau prépare un travail sur la compression de la moelle par les tumeurs.

A Kiew, M. Rogowitch nous a fait examiner ses préparations de centres nerveux d'animaux morts à la suite de l'*extirpation de la glande thyroïde*. Nous avons constaté que les lésions décrites par ce médecin, dans le travail que nous avons déjà résumé, répondent exactement au tableau présenté par ses préparations.

A Moscou, pendant notre visite au laboratoire de M. Minor, médecin des hôpitaux, nous avons vu les pièces anatomiques d'un sujet mort dans le cours du *Tabes spasmodique*, et qui, pendant la vie, avait présenté les symptômes de cette maladie, purs de toute complication. La seule lésion existante consistait en deux plaques de sclérose, qui occupaient les deux cordons latéraux, au niveau de l'entrecroisement inférieur des pyramides. Cette lésion, vue au microscope, était identique à celle de la sclérose en plaques. Un examen attentif nous a montré que d'autres plaques de sclérose étaient échelonnées tout le long du faisceau pyramidal des deux côtés.

La *syringo-myélie* est une maladie relativement rare, et j'ai eu la bonne fortune d'examiner les préparations de M. Minor concernant cette affection. Dans certaines parties de la moelle, on voyait, placés à une certaines distance l'un de l'autre, deux canaux épendymaires. Il est difficile de juger si l'un de ces canaux est de formation pathologique ou s'il est une malformation congénitale. M. Minor incline à adopter cette dernière hypothèse, d'autant plus que le canal épendymaire, unique en certains points, présente, à la partie inférieure de la moelle, une forme triangulaire qui peut faire penser à un retard de développement ou à la persistance de la forme embryonnaire de la moelle.

Des préparations du plus haut intérêt nous ont été montrées, à Kiew, par M. Jakimovitch, prosecteur à l'Institut histologique; elles concernaient la *striation du cylindre-axe des nerfs périphériques et des cordons nerveux centraux*. Leur examen ne laisse aucun doute sur la réalité de ce détail anatomique. Tous les nerfs, après avoir été traités suivant une méthode décrite longuement dans le *Journal de l'Anatomie de Ch. Robin et Pouchet* (T. XXIV, 1888), présentent une striation transversale dans toute leur longueur. Cette striation n'est pas produite artificiellement par les procédés de préparation, mais elle est un état particulier du nerf, *enlevé encore vivant*, et fixé par le nitrate d'argent; le nerf doit être extirpé au moment où il fonctionne, condition nécessaire pour la réussite de la préparation. Plus le temps écoulé entre le fonctionnement du nerf et sa préparation est long, moins les stries sont nettes, et pour chaque moment de l'état du nerf, il existe une forme déterminée de striation. L'examen des cellules nerveuses nous a montré la même striation se continuant sans interruption du cylindre-axe au corps de la cellule.

FAITS CLINIQUES

Je relate les principaux faits cliniques qu'il m'a été donné d'observer en Russie, pour les deux raisons suivantes : 1° La plupart offrent un intérêt particulier; 2° en outre, ils viennent tous à l'appui de cette idée, que les formes, sous lesquelles se présentent les maladies nerveuses, sont les mêmes dans tous les pays, et que, si quelques savants étrangers se refusent à admettre l'existence de telle ou telle maladie dans la race à laquelle ils appartiennent, leur assertion repose sur un manque de connaissances spéciales, qui ne leur permet pas de déterminer nettement une entité morbide.

Je vais énumérer ces faits sans m'attarder longuement à chacun d'eux :

L'*hystérie* féminine et mâle est assez fréquente à Varsovie. La population israélite fournit à elle seule presque tout le contingent des hystériques mâles.

D'autre part, le directeur de l'Hôpital du Saint-Esprit, à Varsovie, nous disait qu'il n'est pas rare de voir des hystériques parmi les sœurs des services hospitaliers.

C'est dans ce même hôpital que nous avons observé un cas d'*hémi-chorée post-hémiplégique*, avec *diminution de la sensibilité générale du même côté*.

Une observation qui nous a beaucoup intéressé a été celle d'un malade atteint d'*intoxication saturnine chronique;* les symptômes simulaient, d'une manière frappante, ceux de la paralysie générale progressive (inégalité pupillaire, embarras de la parole, amnésie très prononcée, écriture caractéristique du paralytique général, etc.). Les symptômes s'atténuaient quand le malade cessait pour quelque temps son métier de plombier; l'amnésie, assez prononcée pour lui faire oublier le nom de sa femme et de ses enfants, commençait à disparaître, l'écriture était plus régulière, les pupilles s'élargissaient, la parole devenait plus facile. Le malade, entré déjà trois fois à l'hôpital pour se faire soigner de sa maladie, en était sorti guéri. Lorsque nous l'avons vu, il était à l'hôpital pour la quatrième fois, et son état était des plus graves; il présentait encore les symptômes de la paralysie générale et ceux de l'intoxication saturnine.

Au même hôpital de Varsovie, se trouvait une jeune fille de 14 ans, qui, ayant eu une scarlatine à l'âge de 7 ans, avait présenté une hémiplégie droite avec perte complète de la parole; les réflexes du côté malade étaient exagérés, et les deux membres du même côté étaient très atrophiés. Depuis 18 mois, elle commençait à parler, et l'éducation de la parole se faisait peu à peu. A l'âge de 13 ans, cette jeune fille parlait comme un enfant de deux ans et elle avait l'intelligence de cet âge. A l'époque où nous l'avons observée, elle prononçait encore les mots comme un petit enfant, mais sans difficulté; il est à remarquer qu'elle écrivait couramment.

Je crois devoir citer encore : un cas de *maladie de Friedreich*, et un autre de *gliôme de la moelle épinière avec hémorrhagie médullaire consécutive* (atrophies lentes ayant débuté plusieurs années auparavant, tremblement fibrillaire, anesthésies, hyperesthésies, douleurs fulgurantes, conservation du sens du toucher dans les régions complètement analgésiées).

Dans la section de Psychiatrie, à l'hôpital militaire de Varsovie, nous avons pu examiner un cas de *tabès dorsalis compliqué de paralysie générale progressive des aliénés*.

A Saint-Pétersbourg, à la clinique de M. Mierjiewsky, le D' Blumenau nous a présenté un cas de *Maladie de Thomsen*, et nous a communiqué ses recherches sur la contraction musculaire dans cette maladie.

A Moscou, M. Minor nous a montré un enfant de 12 ans, atteint d'un *Gliome de la moelle*, et dont il nous a obligeamment remis la photographie que nous reproduisons ici. Toute la moitié gauche du corps présentait une analgésie cutanée, tandis que le côté droit était paralysé; il y avait, pour ainsi dire, une hémisection gauche de la moelle. Les symptômes offerts par le malade (atrophie musculaire, déviation de la colonne vertébrale, troubles de la sensibilité) étaient ceux d'un gliome médullaire.

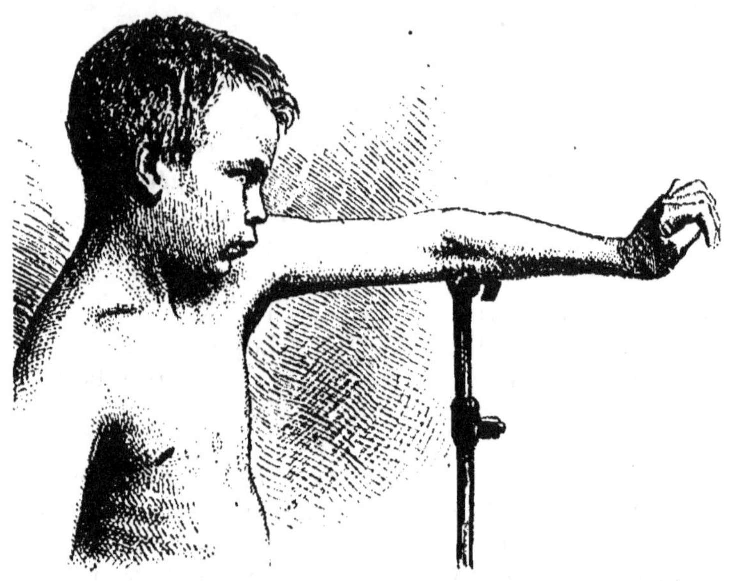

A Odessa, nous avons visité la section des maladies nerveuses de l'hôpital municipal, qui est placée sous la direction de M. Moczoutkovsky, agrégé de la Faculté de médecine de Saint-Pétersbourg (Odessa ne possède pas de Faculté de médecine). C'est là que, pour la première fois en Russie, j'ai observé un cas de paralysie pseudo-hypertrophique vraie chez un enfant de douze ans. Les mollets et les cuisses du malade avaient un aspect herculéen; la force du biceps crural était à peine suffisante pour soutenir le poids du corps de l'enfant; le triceps sural, considérablement hypertrophié, conservait toute sa force; au contraire, les extrémités supérieures commençaient à s'atrophier.

Un autre malade, non moins intéressant, était atteint d'une *ophtalmoplégie externe*. Tous les muscles du globe oculaire étaient atteints, mais la pupille réagissait très bien à la lumière et à l'accommodation.

Je citerai, en passant, un cas de *mélano-myélite* (coloration bronzée de la peau et des téguments, avec les symptômes d'une myélite diffuse).

Dans ce même hôpital d'Odessa, se trouvait, lors de ma visite, un vieux soldat, appartenant à la religion israélite, et atteint de *grande hystérie*. Toute la surface de la peau était parsemée de larges plaques d'hyperesthésie; le moindre attouchement provoquait une crise hystérique. Ce sujet était suggestionnable à l'état de veille; dès qu'on imitait le son de la trompette, il croyait être au combat, faisait des mouvements comme pour donner des coups de sabre, tirer des coups de fusil. Il était grand, robuste, âgé d'une cinquantaine d'années et avait fait plusieurs campagnes de guerre.

Il me reste encore à citer un fait très rare et dont on trouve peu d'exemples dans la littérature médicale; il s'agit d'un cas de *transformation de la perception auditive en perception des couleurs*, que nous avons observé dans le service de M. le professeur Sikorsky, à l'hôpital municipal de Kiew. Le malade en question, aveugle depuis trois ans, avait remarqué, depuis quelque temps, que lorsqu'on lui parlait, il voyait devant lui une couleur qui persistait pendant toute la durée de la conversation. Cette couleur variait suivant les personnes qui lui parlent, mais pour chacune d'elles elle est constante et invariable.

M. Sikorsky étant absent de Kiew lors de notre séjour dans cette ville, nous a fait part, dernièrement, d'un travail intéressant publié par lui sur le *changement des expressions de la face chez les aliénés*. En observant attentivement la manière d'être de ces expressions, il a vu qu'un certain nombre de celles-ci ne sont pas susceptibles de changements soit sous l'influence de l'émotion, soit sous l'influence de la volonté. D'ailleurs, M. Sikorsky possède une riche collection de photographies d'aliénés représentant les diverses expressions *invariables* de la physionomie. Par l'étude des fonctions des muscles de la face chez les aliénés, il arrive aux conclusions suivantes :

L'expression de la physionomie, chez eux, dépend souvent non pas de l'état mental susceptible de déterminer telle ou telle manière d'être de la physionomie, mais bien d'une atrophie ou d'une hypertrophie des muscles de la face.

BIBLIOGRAPHIE

ANFIMOFF. — Des altérations du système nerveux central des animaux dans le vernissage de la peau. *Thèse inaugurale.* — Saint-Pétersbourg, 1887.

— De la signification pathologique de la vacuolisation. — *Journal de Mierjiewsky,* 5° an., fasc. II., 1888.

AVTOKRATOFF. — De l'influence de l'extirpation de la glande thyroïde sur le système nerveux. — *Le Médecin,* n° 47, 1887.

BIACHKOFF. — Deux cas d'anomalie de la scissure de Rolando. — *Journal de Mierjiewsky,* 4° an., fasc. I, 1886.

BECHTÉREFF. — De l'excitabilité de la région psycho-motrice chez les chiens nouveau-nés. — *Le Médecin,* n° 34, 1886.

— Des parties constituantes du pédoncule cérébelleux supérieur. — *Journ. de Mierjiewsky,* 4° an. fasc., II, 1887.

— De la constitution du corps restiforme. — *Journ. de Mierjiewsky,* 4° an. fasc., I, 1886.

— De l'excitabilité des différents faisceaux de la moelle épinière chez les animaux nouveau-nés. — *Le Médecin,* n° 22, 1887.

— Hémiatrophie faciale progressive (sans autopsie). — *Journ. de Mierjiewsky,* 6° an. fasc., I, 1888.

— Un cas de paramyoclonus multiplex. — *Le Médecin* n° 3, 1887.

— De la physiologie de la région psycho-motrice de l'écorce cérébrale. — *Arch. de Kovalewsky,* t. IX, n° 3, 1887.

— Des racines postérieures et du lieu de leur terminaison centrale. — *Journ. de Mierjiewsky,* 5° an. fasc. I, 1887.

— Des terminaisons centrales du nerf vague. — *Journ. de Mierjiewsky,* 5° an., fasc. II, 1888.

— Des terminaisons centrales du nerf auditif. — *Journ. de Mierjiewsky,* 5° an. fasc., I, 1888.

— Des terminaisons centrales du nerf trijumeau. — *Journ. de Mierjiewsky,* 5° an. fasc. I, 1887.

BÉLIAKOFF. — Des altérations anatomo-pathologiques dans la démence sénile. — *Journ. de Mierjiewsky* 5° an. fasc., I, 1887.

BELIARMINOFF. — L'application de la méthode graphique à l'étude des mouvements de la pupille. — *Thèse inaugurale,* Saint-Pétersbourg, 1886.

BLUMENAU. — De l'influence de l'aimant sur le système nerveux central. — *Journ. de Mierjiewsky*, 6ᵉ an. fasc., I, 1888.
— De l'influence de l'antipyrine sur le système nerveux. — *Journ. de Mierjiewsky*, 5ᵉ an. fasc., II. 1888.

BOUCHALOFF. — Etude sur les causes de distinction des sensations. — *Arch. de Kovalewsky*, T. XI. nᵒ 2. 1888.
— De la qualité des sensations gustatives. — *Arch. de Kovalewsky*, t. XI, nᵒ 2, 1888.
— Des conditions de formation de la sensibilité thermale. — *Arch. de Kovalewsky* t. XII, nᵒ 1, 1888.

BOUTAKOFF. — Un cas d'atrophie musculaire non progressive. — *Journ. de Mierjiewsky*. 5ᵒ an. fasc. 2. 1888.

CÉLÉRICKY. — Du rôle trophique des ganglions intervertébraux. — *Journ. de Mierjiewsky*, 5ᵉ an., fasc. II, 1888.

CHATATOFF et NIKIFOROFF. — Un cas d'angio-sarcôme de la pie-mère (avec autopsie). — *Journ. de Mierjiewsky*, 4ᵉ an., fasc. II, 1887.

CIOUGLIUSKY. — Un cas de paraplégie urinaire. — *Recueil clinique du prof. Popoff*, 1886.

DANILEWSKY. — De l'asthme artificiel de la grenouille. — *Le Médecin*, nᵒ 48, 1886.
— Etudes comparées de l'hypnotisme chez les animaux. — *Recueil physiologique de Danilewsky*, Karkoff, 1888.
— Etude sur l'excitation électrique des nerfs. — *Recueil physiologique*, etc. Karkoff, 1888.
— Du rapport entre la fonction du cerveau antérieur et les excitations extérieures. — *Le Médecin*, nᵒ 45, 1886.

DANILLO. — De la myotomie congénitale. — *Journ. de Mierjiewsky*, 4ᵉ an. fasc., I, 1886.

DAVIDOFF. — De la paralysie générale progressive dans le jeune âge. — *Arch. de Kovalewsky*, t. IX, nᵒ 1, 1887.

DECHTEREFF. — Des troubles trophiques dans le domaine du nerf sus-orbitaire gauche. — *Journ. de Mierjiewsky*, 4ᵒ an., fasc. I, 1886.

DIOMIDOFF. — De la substance chromoleptique. — *Journ. de Mierjiewsky*, 5ᵉ an., fasc. 2, 1888.

DOGUEL. — Des connexions des éléments nerveux de la rétine. — *Le médecin*, nᵒ 24, 1888.

DOSTOEWSKY. — Du muscle dilatateur de la pupille. — *Le Médecin*, nᵒ 36, 1886.

FORSTETER. — Un cas de guérison de contracture de trois membres chez un enfant de 12 ans par la suggestion. — *Le Médecin*, nᵒ 23, 1887.

GOWSEEFF. — Un cas de chorée chronique progressive de Charcot, (sans autopsie). — *Arch. de Kovalewsky*, t. IX, n° 2, 1887.

GRAMMATCHIKOFF et OSSENDOWSKY. — De l'influence de l'usage du tabac. — *Le Médecin*, n° 3, 1887.

GREYDENBERG. — Un cas d'hystérie chez l'homme (soldat). — *Le Médecin*, n° 14, 1887.

— Un cas de paralysie spinale périodique. — *Le Médecin*, n° 18, 1887.

JAKOVENKO. — De la constitution du faisceau longitudinal posté-rieur. — *Journ. de Mierjiewsky*, 6° an., fasc. I, 1888.

JAPP. — Contribution à l'étude des altérations des nerfs périphé-riques dans la phtisie. — *Thèse inaugurale*, Saint-Péters-bourg, 1888.

IVANOFF. — De l'inégalité pupillaire chez les individus bien por-tants. — *Le Médecin*, n° 7, 1887.

KOMPANEYSKAIA. — De l'anatomie microscopique comparée des cir-convolutions cérébrales. — *Arch. de Kovalewsky*, t. IX, n° 3, 1887.

KORNILOFF. — Etude clinique de l'ophtalmophlégie externe. — *Journ. de Mierjiewsky*, 4° an., fasc II, 1887.

KORSAKOFF. — De la paralysie alcoolique. — *Moscou*, 1887.

— De la pathogénie de la paralysie spinale atrophique et de la névrite multiple. — *Archives de Kovalewsky*, t. IX., n° 3, 1887.

KOSTEWITSCH. — Du développement de la rétine de l'homme. — *Thèse inaugurale*, Saint-Pétersbourg, 1887.

KOSTURINE. — Des altérations de l'écorce cérébrale dans la démence sénile. — *Le Médecin*, n° 2, 1886.

KOUSNETZOFF. — Des altérations du système nerveux central dans l'hypérémie expérimentale. — *Thèse inaugurale*, Saint-Pétersbourg, 1888.

KOVALEWSKY. — Etude sur l'innervation de la pupille. — *Kazan*, 1885.

— Etude sur le myxœdème. — *Archives de Kovalewsky*, t. XII, n° 1, 1888.

— Paramyoclonus multiplex. — *Archives de Kovalewsky*, t. IX, n° 1, 1887.

— Tabes dorsalis illusoria. — *Karkoff*, 1886.

LASCHKEVITCH. — De la névrite multiple parenchymateuse chronique. — *Saint-Pétersbourg*, 1888.

— Un cas de tumeur du cervelet (avec autopsie). — *Clinique internationale*, n° 3.

LEVINE. — Contribution à l'étude de la pathologie du nerf vague. — *Thèse inaugurale*, Saint-Péterbourg, 1888.

MANDELBAUM. — Un cas de rhinosclérome. — *Le Médecin*, n° 38, 1886.

MILOVSOROFF. — Des altérations microscopiques des muscles striés dans la rigidité cadavérique. — *Thèse inaugurale*, Saint-Pétersbourg, 1888.

MIXON. — Etiologie du tabès dorsalis. — *Journ. de Mierjiewsky*, 6° an., fasc. I, 1888.

MITROFANOFF. — Des organes du sixième sens chez les amphibies. — *Nouvelles de l'Université de Varsovie*, n°° 1, 2, 3, 1888.

— De la nature des terminaisons nerveuses périphériques. — *Nouvelles de l'Université de Varsovie*, n° 4, 1888.

MOCZOUTKOWSKY. — Des formes hystériques de l'hypnotisme. — *Odessa*, 1888.

— La suspension comme procédé thérapeutique dans le traitement de certaines maladies de la moelle épinière. — *Saint-Pétersbourg*, 1883.

PANOMAREFF. — Un cas de localisation anormale du cerveau (paralysie siégeant du côté de la lésion, avec entrecroisement presque complet du faisceau pyramidal). — *Le Médecin*, n° 39, 1886.

PASTERNATSKY. — De l'inégalité pupillaire dans les maladies internes. — *Le Médecin*, n° 49, 1886.

PERKOWSKY. — Un cas de régénération du nerf radial déchiré par une arme à feu. — *Le Médecin*, n° 29, 1887.

PLATONOFF. — Un cas d'hémiplégie avec troubles intellectuels occasionnés par des cysticerques. — *Revue de Médecine*, 1886.

— Un cas de paralysie ascendante aiguë de Landry (sans autopsie). — *Archives de Kovalewsky*, t. VII, 1886.

POPEFF. — Des altérations anatomo-pathologiques du grand sympathique dans la Paralysie générale. — *Revue de Médecine*, 1886.

— Des lésions de la moelle épinière dans l'intoxication arsénicale aiguë. — *Revue de Médecine*, n° 24, 1887.

— De la dégénérescence secondaire de la commissure blanche antérieure du cerveau. — *Le Médecin*, n° 38, 1886.

— De la constitution des cordons postérieurs de la moelle chez l'homme. — *Revue de Médecine*, n° 14, 1887.

POTOTSKY. — Du plexus lombo-sacré. — *Thèse inaugurale*, Saint-Pétersbourg, 1887.

PRJIBILSKY. — Des nerfs dilatateurs de la pupille chez le chat. — *Thèse inaugurale*, Varsovie, 1888.

RIBALKINE. — Paramyoclonus multiplex. — *Journ. de Mierjiewsky*, 5ᵉ an., fasc. 1, 1887.

— Du phénomène de la mâchoire inférieure. — *Le Médecin*, nᵒ 43, 1886.

ROGOWITCH. — Contribution à l'étude de la glande thyroïde. — *Revue de médecine*, nᵒ 14, 1886.

— Des conséquences de l'extirpation de la glande thyroïde chez les animaux. — *Kiew*, 1888.

ROJEDESTWENSKY. — Des modifications anatomo-pathologiques sous l'influence des décharges d'électricité statique. — *Journ. de Mierjiewsky*, 6ᵉ an., fasc. 1, 1888.

— De la localisation des sensations auditives dans l'espace. — *Thèse inaugurale*, Saint-Pétersbourg, 1887.

ROSENTHAL. — Des altérations du système nerveux central dans les maladies infectieuses. — *Thèse inaugurale*, Varsovie, 1886.

RUPPERT. — Un cas d'hémorrhagie médullaire (avec autopsie). — *Recueil clinique de Popoff*, 1886.

SEREBRENNIKOWA. — Etude sur l'élongation du nerf optique. — *Le Médecin*, nᵒ 30, 1886.

SIKORSKY. — Des expressions chez les aliénés comme élément de diagnostic. — *Kiew*, 1887.

SOKOLOFF. — Documents relatifs à l'anatomie pathologique des maladies mentales. — *Archives de Kovalersky*, t. XII, nᵒ 1, 1888.

SOUDAKEWITCH. — Pathologie de la lèpre. — *Kiew*, 1887.

TCHERBACH. — Etude sur l'excitabilité galvanique normale des nerfs et des muscles. — *Le Médecin*, nᵒ 42, 1886.

— De l'influence du tabac sur les centres nerveux. — *Le Médecin*, nᵒˢ 5, 6, 7, 8 et 9, 1887.

TCHERBININE. — Un cas d'hémi-tétanie droite. — *Archives de Kovalersky*, t. IX, nᵒ 3, 1887.

TCHOUDNOWSKY. — Un cas d'hydro-méningocèle cérébral congénital. — *Le Médecin*, nᵒ 44, 1886.

TEKOUTEFF. — Du vernissage de la peau chez les individus bien portants. — *Thèse inaugurale*, Saint-Pétersbourg, 1888.

TOKARSKY. — L'hypnotisme et la suggestion. — *Archives de Kovalersky*, t. XI, nᵒ 2, 1888.

VASILIEFF. — Altérations pathologiques de la glande pituitaire. — *Thèse inaugurale*, Saint-Pétersbourg, 1888.

VOLKOWITCH. — Un cas de rhinosclérome. — *Le Médecin*, nᵒ 47, 1886.

WEDENSKY. — Des rapports entre l'excitation et l'excitabilité dans la contraction musculaire. — *Saint-Pétersbourg*, 1886.